U0154094

來自海洋的健康寶典

營養支持╳預防衰老╳對抗癌症

★ 十種抗癌海鮮

★ 珍貴的大海特殊營養素——褐藻醣膠

★ 臨床證實褐藻醣膠具有 5 種抗癌作用

★ 藻褐素具有強大燃燒脂肪效用，能減少腹部脂肪

★ 藻類含有陸生植物所缺乏的獨特生物活性物質

★ 美國太空總署把綠藻和螺旋藻列為「太空食品」

張慧敏　著

推薦序 一

海洋生物資源成為天然藥用研發的新方向

海洋約占地球表面積 70%，生物種類高達 50 多萬種，生物總量占地球約 87%。但與陸生生物研究相比，目前海洋生物利用率尚未達 1%。近年來世界各國投入大量人力和財力，致力於海洋天然藥物研究。至今已有約 15000 種以上海洋天然化合物被發現，超過千種化合物，已被證實具有抗癌、抗病原體、降血壓及血糖……等功效的藥物活性，而這些海洋新化合物的發現仍僅是海洋資源之冰山一角。

本人這幾年積極致力於海洋生物資源之「台灣小分子褐藻醣膠」研究，驚奇的發現，僅存於褐藻中的海洋多醣體，其作用更為多樣！抑制癌細胞生長的路徑更為廣泛。研究團隊目前發現，「台灣小分子褐藻醣膠」可透過調節癌細胞轉移生長因子及受器，進而抑制癌細胞之生長及轉移。而國內其他研究團隊也發現「台灣小分子褐藻醣膠」可抑制癌化血管增生、抑制癌幹細胞生長復發、啟動人體抑癌基因，干擾癌細胞生長……諸多研究證實，此物質可作為未來癌症新藥開發之潛力素材！

近期褐藻內之「藻褐素」也是慢性病問題改善熱門探討主題，台灣各研究團隊投入「高穩定藻褐素」研究，證實可調節血糖、改善腎臟病、抑制脂肪異常代謝，甚至合併「台灣小分子褐藻醣膠」使用後，其功能可大幅提升，可做為未來臨床上各種慢性病之輔助治療使用。

進一步以褐藻醣膠及藻褐素為例，由於素材多樣且複雜，台灣目前以酵素水解技術製成的「台灣小分子褐藻醣膠」其抑制癌細胞生長功效是傳統大分子五倍以上，且在特有製程中可有效去除其他雜質，避免人體不需要之物質攝取。而傳統「藻褐素」由於其穩定度不佳，容易失去活性、失去效能，台灣研究團隊目前以多醣體技術包覆藻褐素，開發成為「高穩定藻褐素」，成功提高其穩定性及保存率，成為國際注目焦點。

　　由上可知，僅僅以海洋中之褐藻，就已經存在許多特有物質，其對於人體生理機能具有多種功效，海洋內尚有眾多研究未觸及之素材，等待人類開發應用。海洋資源絕對是未來藥物研發須重視之新方向。而台灣四面臨海，海洋資源豐富且開產技術成熟，若加上差異化的研究方向，必定可讓台灣於新藥開發領域領先國際。

　　在本書「來自海洋的健康寶典」中，作者以多年之專業營養師觀點，提出許多海洋中對於人體具有助益之素材，並詳細說明其機轉、食用及外用輔助重點，絕對可讓讀者瞭解在海洋世界中存在之健康寶藏，更可成為日常飲食選擇的重要參考，閱讀後對於讀者健康必定能有許多幫助。

許先業

2016 / 06

國立陽明大學 / 醫學生物技術暨檢驗學系 暨 醫學生物技術研究所 / 教授
台灣褐藻醣膠發展學會 / 理事長

推薦序二

海洋營養的先鋒，臨床治療的輔助食品

海洋是生命的搖籃，從海洋中出現最原始的生命開始，到現在已有 40 多億年的歷史。台灣面積雖小，約僅占全球陸地面積的千分之三，但海洋生物卻千奇百樣，竟有全球物種的十分之一！可惜是我們對海洋生物的認識僅有陸生生物的 1/7，利用率甚至還不到 1%。有鑑於海洋生物有著陸生生物所沒有的特殊機能性，現今研究方向已從早期的演化分類，進階到萃取海洋機能性成分，使海洋機能性食品對於疾病預防及預防醫學日趨重要。

從事腫瘤及肝病醫療工作已有 30 餘年，我認為理想的肝病治療，必須包括抗病毒、免疫調節、減少肝臟纖維化、改善肝功能、抗自由基作用、提升肝臟解毒功能、供給肝臟營養素、減少副作用等多項層面，但目前沒有一種藥物能夠囊括全部的作用。

「台灣小分子褐藻醣膠」近年來有很多研究，發現對很多疾病有很多功能的輔助效果。最近營養學也發現醣質營養對人體的重要性，自然界醣類有八大醣是對人體健康有益處，而此項物質的結構醣就是岩藻醣，是構成細胞所需的 8 種醣蛋白之一，一般來說癌症及糖尿病病人的細胞之組成是有改變的，若能改善或修復受損的細胞組織，對病人是有非常大的幫助！近年我也致力於各類型疾病之營養研究，並應用於臨床醫學上，發現營養輔助品不僅能改善疾病且能降低藥物劑量及副作用，改善生活品質、增加療效，甚至可以達到不再長期服藥的境界，因此若能加強開發營養輔助品的相關試驗，相信日後必能有驚人成效。

台灣小分子褐藻醣膠具有多方面的功能，且研究發現其具有保肝及調節免疫的作用，最近治療慢性 B 型肝炎和免疫調節作用是治療學中的關鍵，於動物實驗證實對抑制肝癌也有作用，因此將計畫進行「慢性 B 型肝炎免疫耐受期患者補充台灣小分子褐藻醣膠之人體臨床試驗」，希望觀察慢性 B 型肝炎患者補充台灣分子褐藻醣膠是否可降低 B 型肝炎表面抗原，降低 B 型肝炎病毒量，調整免疫細胞及激素等作用，希望未來能成為運用於肝病臨床治療之輔助。

　　本書為張慧敏營養師出版著作，提出許多海洋食材及海洋營養素，對於褐藻醣膠的研究撰寫更是精闢透徹，現代人的文明病越來越多，若能從平日的生活作息及飲食來加以預防，相信能減少許多疾病的發生，期望未來台灣的海洋資源能提供學術醫療界更多幫助，更希望本書能帶給讀者更了解身體寶藏，給予大家更多海洋保健知識。

2016 / 06

弘光科技大學營養醫學所副教授
光田綜合醫院內科部主任

致 謝

　　事實上，激發我再次詮釋這本「來自海洋的健康寶典」是因為受益於不辭辛苦的專業學者們對癌症研究的成果，並毫無保留的提供我各項報告，讓我得以順利完成這本書。在此，特別感謝台灣褐藻醣膠發展學會——許先業理事長和光田綜合醫院內科部柯萬盛主任，兩位為此書為序之專業評論和指導。

　　同時，我衷心感謝一路支持我的讀者們，希望再以此書給大家更確實的保健資訊，對海洋的保健資源有更多的瞭解，並從中獲得更清晰的養生觀念。期待大家的迴響，並祝福讀者們都獲得身心健康的優質生活。

張慧敏

前 言

人類從誕生之始就受惠於海洋

　　地球由於鐵質核心的特殊能源結構與其表層的海水豐富蘊藏,經過數十億年的演進,成就了包羅萬象的生物現況。在太陽系中,地球是唯一含水的行星。地球的表面 3/4 是海洋,約占三億六千一百萬平方公里,從太空遙望地球可以清楚地觀察到地球是藍色的,也就是海洋的顏色,具有像絮狀雲圍繞在外圍的一個水球。海洋是地球孕育生命的母體,如同中國造字的「海」字,即以水為部首,加上「人」及「母」組成,寓意深遠。

　　海藻在地球上生存的年代非常古老,早在三十五億年前就有藻類的身影。當地球還處在一個原始的狀況時,地球表面周圍的二氧化碳濃度比現在高很多,同時氧氣又很稀薄,而海藻就能藉著微妙的光合作用,吸收二氧化碳,釋放氧氣,讓地球變得能適合各類生物居住。達爾文的進化論就從此展開。原來人類從誕生之始,就受惠於海洋,受惠於海藻,說它們是生命力的來源,一點也不為過。

海水具有鹹味，是因為海水中含有大量的鹽類。目前海水的含鹽量以一公斤海水含有 35 公克的鹽為基準，並且以 3.5% 或 35ppt 表示。在礦物質豐富、氣溫適中的淺沿地區，各種大自然能量的注入，溶於水中的二氧化碳、氮和礦物質，產生化學變化後，由無機形態，演進成為有機物質，孕育出具有生命的原生物，並逐漸演化，孕育出包涵無數生命的海洋世界。

人類可以說是直接或間接的仰賴海洋為生。除了各類海藻之外，海中的動物包括了蛤、蝦、蟹和魚類等，提供了所需的食物，更是許多特殊營養元素的主要來源。就如藻類雖然不是藥品，但是卻是理想且完整的營養補充劑，長期食用藻類，可以協助遠離因營養不均所造成的疾病。目前針對藻類的相關醫療研究十分熱烈，許多醫學研究報告已經顯示海藻在治療一些疾病有了重大進展。例如從褐藻中萃取出的褐藻醣膠，更是癌症的補助食品。

身體的病痛大都起源於身體缺乏特定的營養素，大部分的症狀都是提醒我們該適度的補充某些特定營養素，如果我們能夠及時補充這些特定營養素，則大部分的症狀都可以自然消失，這便是我們老祖先常說的食療，藥補不如食補。

科學不斷地進步，人類的生活趨向多元化，因此對生活品質的追求更要求盡善盡美。然而，在平均壽命提高的情況下，各種慢性疾病卻不斷地危害人體，以致病痛纏身，且罹患慢性病的年齡層也有逐漸下降的趨勢，其最主要的原因，應該歸究於飲食方法的不當。古有明鑑「醫食同源」，如果飲食得當，營養得以均衡，不但身體健康長壽，心情愉快輕鬆，工作事業也能順利發展。

最早的醫學以「治療醫學」為主，隨著時代的進步，「預防醫學」逐漸受到重視，在現今二十一世紀裡，最新的醫學將成為「增進健康醫學」，對各種病痛，不但要治療，而且要先一步地預防，不只如此，更要進一步增進健康、延長壽命。

植物性食物的治病效力，早在數千年來已奠定了它們的基礎。近來專家們熱烈討論的保健食物之一就是藻類。由於各種藻類所含營養成分略有不同，若能平均攝取則可相互作用產生最大的保健成效。

藻類現在依然是很多海洋生物的主要食物，它是海洋食物鏈的起點。海藻好像人類的守護神，從提供地球氧氣開始，到化身食物解決生存危機，並且餵食了大量的魚貝類做為永續食物的來源。海藻扮演著維護地球生存上不可或缺的重要角色。

大家認為海藻具有神奇的力量，是因為近年來的醫學研究，屢屢證實它的一些特殊功效，對人體健康大有幫助。

「自然醫學療法」逐漸受到重視，人類的飲食習慣與方法已成為保健養生極重要的關鍵。我們日常的食物，除了要求可口之外，更要加強其中營養物質的吸收率，以及排除危害人體的物質，諸如殘留的農藥、化肥、抗生素、防腐劑與腐敗的細菌等。營養保健科學，強調「食療」及「營養均衡」的重要性。

來自海洋的食物具有上百種有機與無機的成分，在現代預防醫學上已經被廣泛地應用，成為平日的食物或是營養補充劑。海藻除了其中特殊的成分外，還含有維生素、微量礦物質、酵素、碳水化合物、氨基酸、脂肪酸等，都是人體必須的物質，直接攝取海藻，可從中補充身體日常所需的營養素。

近代醫學科技更以先進的技術，從海中萃取特殊的成分，以特殊機能性食物或保健食品形式提供對疾病的輔助性保健功效。就如從褐藻中萃取出的岩藻多醣，也就是 L- 褐藻糖 - 硫酸酯，岩藻多醣為醣質營養素的重要成分之一，這些物質除了是「預防醫學」的必要養身食物外，更在「增進健康學」上，負有極重要的使命，是二十一世紀裡不可少有的保健食品。醣質營養對人體生理的益處之大，可說是人類生命科學的一大躍進。

營養不均衡，除了農耕地過分利用，導致土壤貧瘠，過量的化肥和農藥還會造成酸性土質，使農作物本身養分缺乏甚至含有毒素，再加上個人對食物的烹調方式和對食物的偏好，造成多方面的營養不均衡，如果飲食和生活習慣不及早改善，就會嚴重導致個人的身體不適，各類慢性病或其他疾病的產生。

例如長期食用牛、豬、羊等含高飽和脂肪的肉類，會導致高血脂症，進而衍生動脈硬化、高血壓、中風和心血管等慢性病。如果改食用魚類和海藻類做為蛋白質和脂質的來源，則可大大的降低這些疾病的罹患機率。因為海洋食物可提供 ω-3 等優良的不飽和脂肪酸。

攝取 ω-3 系列脂肪酸的療法，已證實能改善心情與心血管狀態，攝取 ω-3 也能抑制乳癌、結腸癌、胰臟癌與攝護腺癌的形成。

同時缺乏 DHA 可能會引起注意力缺乏症 (ADD)、阿茲海默症、關節炎、自體免疫問題、心血管疾病、憂鬱症、大腦血清素濃度低落、精神官能症、產後憂鬱症與皮膚問題等。經常食用魚類，或是提取出的魚油等富含 DHA、EPA 的食品，可做為預防保健的輔助療法。

在癌症治療中，除了正統醫療之外，若可以同時配合某些有效的保健食物做為輔助療法，例如上千種科學實驗證實對癌症具有防治功能的褐藻醣膠，對醫療效果會有正向幫助，同時也能降低因某些醫療方式所產生的作用。

目前的抗癌策略當中，包含了提高自身的免疫系統殺死癌細胞，也就是俗稱的免疫療法；利用藥物對細胞的毒殺性殺害，也就是化學療法、放射線治療；外科手術切除，以及阻斷癌細胞血管新生的途徑外，還有很大一部分的抗癌方法是與細胞周期相關的。如干擾快速增生的癌細胞周期，使細胞增生受阻，或是選擇性的促進癌細胞周期中的死亡凋零發生，且不影響正常細胞的生長。在這些療法中，從褐藻中萃取出的褐藻醣膠就占有了阻斷癌細胞血管增生、令癌細胞自然凋零和免疫療法這三項的重要治療方法，而且以這三種方式對抗癌細胞是最自然、最無副作用的有效方法。利用海藻資源，作為養生、保健、預防疾病已是二十一世紀生物科技的新星。

期望這本「來自海洋的健康寶典」新著，能適合對重視健康保健讀者們的閱讀需要，並對於從事保健工作的專業人士們給予更新境界的健康書籍，希望大家閱讀之後，能分享到真正健康的成果。

希望讀者在閱讀完這本書後，會有意想不到的收穫，同時更希望能將正確的健康觀念，與親友們分享，期許更多人能獲得健康與幸福。

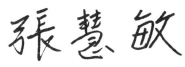

2016 / 06

第 二 篇　　海中植物篇

目 錄

第 三 篇　　海中動物篇

第 四 篇　　來自大海的營養支持

目　錄

第一篇

海水篇

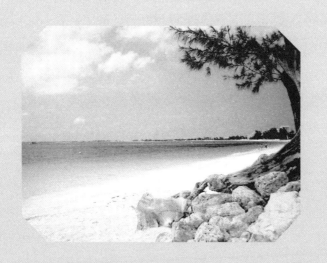

第01章　海洋是生命之母

　　生物之始來自海洋，生物的體液中的礦物質比率與海水中礦物質極為相似，此理論可依據美國農業部農業研究處及格蘭福克人類學研究中心 (U. S. Department of Agriculture, Agricultural Research Service, Grand Forks Human Nutrition Research Center)，於西元 2000 年 3 月所發表的一篇特別報導加以解說。其中針對特殊礦物質在生命進化過程中所經過的演變過程，衍生出相當具公信力的推論。

　　該學說指出，世界上所有的實體皆由元素所組成。依據科學家推測，大約在一百二十億年前的一次大爆裂後產生宇宙初體，而最早存在的只有氫元素，經過近百億年的熱核反應，才逐漸出現目前週期表上的所有元素。宇宙在熱核反應中不斷膨脹和冷卻，漸漸形成太陽系和地球。地球逐漸演化，出現水、陸地和海洋。最初的海洋除含有氫和氧外，其它元素含量非常少。地球表面歷經陽光、大風、雷電、雨水的侵蝕作用，岩石漸被風化溶解，大量元素逐漸移入至海洋中，就遠古時期的海洋蘊涵豐富的礦物質和強大的能量，因此在地熱帶靠近沿岸沉積物處，逐漸形成「原始的生命力」。

　　至目前為止，人們從海水中找到最原始的無脊生物，其體內組織液的成分與海水非常相似。原生物體內即包含碳、氮、硫和磷等礦物質，但又為什麼現代的生物需要多量的鐵而海水中鐵的含量並不高？可能原因是，當生命形成初期，地球表面並未有太多氧化現象存在，所以當時生物體內不需要大量的鐵。

　　海水中最多的元素為氫、氯、鈉、鉀，而生物體中含量最多、最重要的元素也是氫、氯、鈉、鉀。此外，錳、鈣在海水中的比例也和生物體中的含量比例相同。

綜合上述，我們即可確認第一個有機形體的生命應該出自含有礦物質的水中，並藉此獲得既突出又完整的各種催化功能。

第 02 章　從進化論演繹生命起源

地球表面的水分約 98% 為海水，其餘是冰、內陸水和雲。海水具有鹹味，是因為海水中含有大量的鹽類。目前海水的含鹽量以一公斤的海水中含有 35 公克的鹽為基準，並且以 35‰ 或 35ppt 表示。原始形成的海洋所含的鹽類比現在的海洋少很多，主要原因是因為由海面蒸發的水形成雲後變成雨，而雨水經陸地時將陸地上的礦物質溶出，聚集成河川而流入大海，如此反複運轉，使海水含鹽量逐漸變濃，而形成了今日的海水。而各地海水所含的成分，因其他地區氣候以及深度、海流、風向等不同的關係，差別很大。

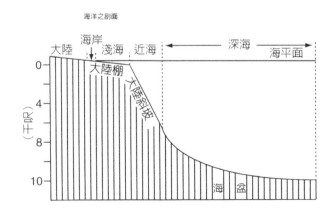

在「進化論」中述及生命之始應源自海灣的淺流區，因淺海區或沉積的水窪含有豐富的磷酸鹽和礦物質。在進化論中，最重要的現象就是吸收和利用光的能量，經由空氣和水中的二氧化碳產生碳水化合物 (carbohydrates)，並且釋放出氧氣，這個吡咯環 (pyrrole rings) 原始細胞就是葉綠素 (chlorophyll)，葉綠素的中心含有鎂元素，它可以漸進方式移動至良好且有利的生長環境中，而其嗜熱性，可吸收能量、維持生命。同樣的，有些原始生物開始移向較冷的地帶，並且在不同的環境中，把二氧化碳還原成氧氣以適合動物的生長。換句話說，原始生物逐漸進化成植物，它們能通過光合作用吸收二氧化碳，放出氧氣。植物覆蓋了地球，使大氣含有充分的氧氣，形成地球的「生物圈」。

幾十億年前，在原始海洋中生活的一種無脊椎動物——蠕蟲，以海水中具有高氧化作用的鐵製成血紅蛋白，而後逐漸由海洋爬上陸地，進化成地球上的高等動物和人類的祖先。以現代的比對法生物科技中發現，人類與蠕蟲的核醣核酸具有相近的遺傳基因結構，因而證實進化的起始點就是——海洋。

科學家們努力不懈地追溯生命的「起始點」，並從這些千奇百怪的動植物中找到共通點，在動植物的基礎結構中，植物所含的葉綠素和動物所含的血紅素，成分和海水的成分相似，並且其中所含各種礦物質和稀有礦物質也與海水中所含的比例幾近一致，由此可證明生命之始，與海水有絕對性的關聯。

第03章　海洋中的礦物質是構成生命的原料

在太陽系中，地球是唯一含水的行星。地球的誕生距今約有四十六億年之久，根據推算，生命的誕生約在三十五億年前，而最原始的生命現象則起始於海洋中。

當海洋中充滿礦物質，而大氣中也充滿甲烷、硫化氫、氨等氣體時，這些物質一起溶入水中，在宇宙射線能量的作用下，通過生命元素「礦物質」的催化，形成有機物，進而演化成最初的單細胞微生物，達成生命的突變現象。

生命的演進

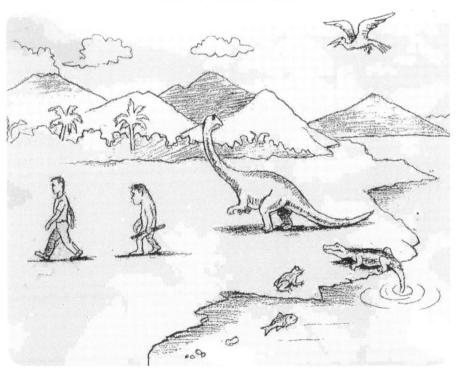

在礦物質豐富、氣溫適中的淺海地區，各種大自然能量的注入，溶於水中的二氧化碳、氮和礦物質，產生化學變化後，由無機形態演進成為有機物質，有機物質經由日光和各種磁場能量的相輔作用，孕育出具有生命的原生物。這類原生物從單細胞演進成多細胞生物，歷經幾十億年不斷地進化，形成現今的植物和動物。

原始生物逐漸由海洋發展到陸地，由原生單細胞類，進化至多細胞類，由魚類、甲殼類、兩棲類，進化至爬蟲類、鳥類，進而演化至哺乳類動物和人類的祖先。哺乳類進化的過程大約是二至三億年前。簡言之，人類的祖先生活在海洋中的時間比在陸地上要長得多。

第 04 章　人類體液與海水相似

人類離開海洋已經相當久遠，嚴格有序的遺傳基因卻代代相傳至今。經高科技的檢測，我們得知人類和哺乳類動物的血液與海洋中各種元素的含量雖然不盡相同，但其元素間的比例卻十分接近。

生物進化源自海洋，因此人類的血液和淋巴液與海水成分十分相似。人類和其他哺乳類動物體液的滲透壓 (以細胞膜為交界，濃度較低液體會流向濃度較高液體的流體壓力)，也與海水的滲透壓雷同。

　　包括人類在內，所有生活在水中或是陸地上的動物，其身體內都擁有類似海洋成分的體液。人類胚胎期母體內的羊水，其成分礦物質含量與海水相近，羊水中鈉的含量占 91.0％，海水中鈉的含量占 83.7％；羊水中鉀的含量占 6.0％，海水中鉀的含量占 3.0％；羊水中鈣的含量占 2.3％，海水中鈣的含量占 3.2％。同時海水中主要化學成分與人類血液中的化學成分也極為相似。從以上數據再度證明，人類和哺乳類動物體內猶如一片大海。

海水中的化學成分與人類血液中的化學成分對照表

成分元素	氯化物	硫酸離子	鈉	鉀	鈣	鎂
海水	55.2	7.7	30.6	1.1	1.2	3.7
血液	40.1	1.9	34.8	1.9	2.1	4.8

血液中無機化合物成分的含有率為平均含有率（wt％）

世界著名環保學家瑞邱卡森 (Rachael Carson) 在其著作《環繞我們的海洋 (The Sea Around Us)》中就明確地提到:「魚、兩棲動物、爬蟲類、溫血動物的鳥類及人類,其體內的管腺系統中均含有各種礦物鹽分,其比例類似海水的成分。我們古代的老祖宗,從單細胞生物進化而成的循環系統,也就是循環著海水和其中的礦物質元素。同樣的,動物和人類骨骼內所含的石灰質成分也是源自寒武時代中高濃度的鈣質而形成的。」

最初期的原生物,可能類似 DNA 團塊的生命原體,也可能是以近似圓形的形態漂浮在海水中,其四周都由海水包圍著,經過長期進化後,逐漸形成堅固的細胞壁或細胞膜覆蓋加以保護,防止細胞瞬間流失水分,當這類細胞由海洋登陸到地面上時,才不至於乾枯而死。

第 05 章　海水中所含的主要化學元素

海水中所含鹽類的總量約為 32×1018 噸,若全部沉澱結晶形成鹽層,則可形成一層厚約 150 呎的鹽層,覆蓋於地球的表面。

若自世界各大海洋採樣,運用精確的化學分析,將發現各處海水之溶解鹽的濃度各不相同,但是其中所含的各類元素相互間之比例,則恆為一常數。將海水中所含的主要化學元素和礦物質,簡述於下:

氧：含量最多，除了少量氧氣溶於海水中，以提供海洋生物進行呼吸作用外，主要的氧和氫結合成 H_2O 的水分子。

氫：兩個氫原子和一個氧原子結合成水，形成大海的主要化合物，並且能使其它礦物質，溶解在其中。

氯：含量僅次於氧和氫，為食鹽的主要成分之一。

鈉：鈉與氯結合形成氯化鈉，是食鹽的主要成分。

鎂：在海水中含量極為穩定，粗製的食鹽中含有氯化鎂和硫酸鎂，也是海水苦味的來源。

硫：在海水中以硫酸根離子狀態存在。多存在於海水停滯的海底，例如黑海等地含量較多。部分硫酸根可還原成硫離子。

鈣：為組成海洋生物骨架和硬殼的主要成分，且以氯化鈣、硫酸鈣、碳酸鈣或離子鈣的形式存在於海水中。

鉀：海藻常攝取海水中的鉀，而河水的注入常可提供補充。

溴：含量甚小，但其與氯約以 0.0034 的比例，存在於海水中。

碳：以碳酸鹽形態存在海水中，海洋中生物的有機體以碳氫根為主。

鍶：海藻中均含有鍶的成分。海水中鍶與氯之比，約為 0.0005。

硼：在海水中多以硼酸狀態存在。

矽：海洋生物中多含有少量的矽，矽常以離子形態存在海水中。

氟：含量雖少，但和氯成為均衡的定比。

其它礦物質多以離子化的形態存在於海水中，包括有氫、氮、鋰、銣、磷、碘、鋇、鋁、鐵、鑭、鉬、鋅、鎳、砷、銅、錫、錳、釩、鈦等元素。

第 06 章　稀釋的海水是最佳的運動飲料

任何一種礦物質和稀有礦物質，都可能對人體產生不可預知的影響力，人體依賴這些元素維持生命。在海水中至少已經發現了七十多種礦物質，這些豐富的天然元素，確實能滿足人體的生理需要。

身體流汗時，體內重要的電解質就隨著汗液排出體外。台灣體育界曾針對十三名足球球員的流汗情形做過詳盡的試驗，同時，台灣的科學研究員也曾就一百名高中生做過類似的試驗，讓他們每天運動一小時，連續八天後，發現他們平均失去 1896 mg 的鈉，248 mg 的鉀，20 mg 的鈣。由試驗可知，運動和流汗後，必須適量補充電解質和礦物質，以維持體液的平衡。

運動醫學的醫生們特別強調，除了因運動而流失的水分需要立刻補充外，也必須同時補充所流失的電解質，其中以鈉和鉀最需要補充。一般運動飲料多含有鈉與鉀，雖然一般的水也可以即時補充失去的水分，但是如果飲水中能含有鈉，則鈉離子可使體內的液體保留較長的時間，使脫水現象恢復得更快。

此外，鉀離子也是重要的陽離子，它可以維持人體體液正常的 PH 酸鹼值。海水含有各種人體生理所需的礦物質，除了鈉與鉀之外，尚含有鎂、鈣等七十餘種以上的礦物質，且以離子化形態溶解於水中，可以迅速為人體吸收，因此稀釋的海水，可說是最佳的運動飲料。其他各類運動飲料所含的礦物質最好與海水相同，並且以離子化的形態存在，而其含量比例也幾近於海水。

第 07 章　海水稀釋後就是最好的點滴液

依據科學分析證實，人體的體液、血清和羊水的成分幾與海水的成分非常相似，然而海水因為經過數十億年的蒸發，濃度漸濃，約為人類體液濃度的 3.5 ～ 4 倍。

英國的生理學家愛斯寧蓋爾博士，曾經做過一項著名的生理實驗，他將青蛙解剖後，取出其心臟，放入各種溶液中，結果發現，放入蒸餾水和我們常用的精製鹽 (純度為 99.8％的氯化鈉) 製成的 0.7％的「生理食鹽水」中，其心臟跳動立刻停止，若放入未經精製過的天然海鹽製成 0.7％的「生理食鹽水」中，則青蛙的心臟持續跳動。這就證明，單一的純氯化鈉無法維持生命機能，海鹽則因含有其他各類的礦物質，其作用相當於體液而能持續生命。

由實驗得知，人類的體液是氯化鈉加上其他各種具有電解能力的礦物質，並稀釋成為 0.9％濃度的液體，此即所謂的「點滴液」，而點滴液與四倍稀釋的海水是相同的。

　　人體的體液、血清、羊水的成分與海水的成分相似，只是其濃度不同而已，表示人體血液中，除氯化鈉之外，還包含其他各類礦物質，而這些礦物質，也必須與海水相同，以離子化的形態存在，並且其含量比例也幾近於海水。

第08章　海水具有生育光能

　　因為海水的成分與人類的血液類似，因此所吸太陽光線的波長自然也和人類相似，通常為 8.0 ～ 12.0 微米。生化學家們已經分析出最適合人體細胞的光波頻率是在六到十四微米之間，又稱為「生育光能」，也就是我們俗稱的「遠紅外線波」，它對促進生物的生長發育有極密切的關係，因為生育波能促使生物體內的水分子集團變小活化，並且生育波的震盪頻率一旦與生物細胞內的分子、原子間運動頻率相合，則其能量就能被生物細胞吸收，產生共振共鳴，分子間的振幅加大，進而活化細胞促進血液循環，強化酵素和輔酵素功能，加速養分吸收及排除廢物。

　　依據美國太空總署 (NASA) 研究報告指出：生育光能會滲透到人體內部，從體內開始作用，能擴張微血管，使血液循環順暢，達到新陳代謝的目的，進而提升人體的免疫力和自癒力。

　　因此，當海水放射出經由太陽光中所吸收到的生育光能，極易為人體所吸收。當此種生育光能滲透人體內部使人體內細胞分子、原子產生共振和共鳴，促使體內的水分子產生振動，分子與分子之間相互摩擦加速，產生熱效應，人體皮下溫度上升，微血管擴張，加速血液循環、血液中攜帶的氧及養分可以快速供應到細胞組織，同時也能清除血管囤積物、尿酸、重金屬等有害物質，進而活化組織細胞，增強免疫機能，防止老化。因此虛弱的病人不論是泡海水浴，甚或只是在海邊療養都比較容易恢復健康，這就是因為海水所放射出來的強力生育光能，所展現的特殊功效。

生育光能的波長即存在陽光之中

電　磁　波												
不可視光線（波長較短）				可視光線（肉眼可見）						不可視熱線波較長		
宇宙線	伽瑪線	X光線	紫外線	紫	錠	藍	綠	黃	橙	紅	紅外線	微波線	波長線	電力波

0.2　　　0.4

0.37~1000

近　紅　外　線	中　間　紅　外　線	遠　紅　外　線
0.37	1.5	4 　　　　1000

生　育　光　能

4　　　　14

對人體及植（生）物最有用的較長生育光能波

第09章　鹽滷含有促進生理機能的礦物質

近半世紀以來，由於工業突飛猛進，改變人類的生活方式和周遭環境。使得人類所需均衡元素偏離大自然原本提供的平衡狀態。因此，多種慢性病，如癌症、心血管疾病、糖尿病、風濕、痛風、哮喘、眼疾、失眠、憂鬱症或其他不明原因的疾病大量出現，這與人類的飲食和居住環境的改變有絕對的關聯性。其中一項主要原因就是體內所需的微量元素礦物質不足。雖然平日吃進過量的鹽，但是多半吃進只含氯化鈉的精製鹽。

任何一種礦物質和稀有礦物質，都可能對人體產生不可預知的影響力，人體依賴這些元素維持生命。在海水中至少已發現了七十多種礦物質，這些豐富的天然元素，確實能滿足人體的生理需要。

由海水提煉除去氯化鈉而製成的鹽滷，含有與海水相似的離子化礦物質成分，包括鎂、硫、鈣、鉀、溴、鍶、硼、矽、氟、鋰、鉚、磷、碘、鋇、鐵、鉬、鋅、鎳、銅、錫、錳、釩、鈦等元素。鹽滷的用量不需很多，就能達到人體所需的微量礦物質的標準。

第二篇

海中植物篇

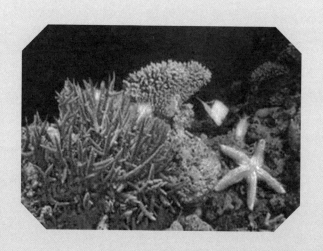

第 10 章　海洋浮游植物是多數海洋生物的食物

　　海洋浮游植物與微藻類估計約有四萬種，它們生活在全球的海洋、湖泊、河川、小溪甚至水道中。根據美國太空總署 (NASA) 統計，單以海洋浮游植物就提供了人類所需氧氣的 90%；海洋浮游植物產生的氧氣量，超過全球森林所生產的氧氣量總和。

　　海洋浮游植物直接供應了絕大多數海洋生物的食物，也間接催生出陸上的生物，略估已有超過 35 億年之久。海洋浮游植物也是地球上最重要的食物，不只因為浮游植物所含的養分，也因為海洋浮游植物是地球所有生物的代表食物。例如：藍鯨是地球上最大的哺乳類動物，體重可高達兩百噸，但是藍鯨多吃海洋浮游植物，以及特定品種的磷蝦，而此種磷蝦也只吃浮游植物；藍鯨可以不需休息而游數百公里，牠每天需要攝取一百五十萬卡的熱量，才能提供龐大的能量需求，這代表了單細胞海洋浮游植物養活了地球上最大的動物。

　　人體必須將吃進的食物包括小團的蛋白質、醣類、脂肪與油脂等經過分解消化後成為氨基酸、單醣和脂肪酸，再經過吸收過程進入細胞的粒線體，成為微小的能量核苷酸。

　　海洋浮游植物能在不含任何顯著熱量的情形下，協助製造細胞能量，也就是浮游植物中的核苷酸會繞過粒線體，因此浮游植物的核苷酸能直接提供細胞能量，這代表細胞能更快也更有效率的生產能量，亦能省下消化時所消耗的能量。所以對於需要獲得長效能量又想避免高熱量的人而言，海洋浮游植物是最佳的超級食物。

　　海洋浮游植物含有獨特又優異的營養素，包括有 ω-3 系必需脂肪酸 (包含 DHA)、核苷酸、DNA、RNA、蛋白質、葉綠素、維生素、礦物質、稀有微量元素與多醣類。葉綠素具有多種形式，是地球上最為廣泛運用的抗氧化物，並且具保護功能，不受過度幅射線傷害，包括機場的 X 光掃描、太陽的紫外線、大氣層與食物中的放射性碎片以及活性氧等。

　　海洋浮游植物更富含能增強免疫力又能抗癌的類胡蘿蔔素以及帶有黃色與紅色色素的葉黃素類。

　　海洋浮游植物為比魚油更佳的磷脂來源，有助於我們吸收長鏈 ω-3 系脂肪酸；這些磷脂原本應該透過攝取魚類、磷蝦或藻油而來。事實上，魚油的功效，包括魚肝油、磷蝦與藻油，都能透過攝取海洋浮游植物來提升。ω-3 系脂肪酸對人類健康極為重要，有研究顯示，攝取 ω-3 系脂肪酸能減少罹患心血管疾病、自體免疫性疾病、神經系統疾病與行為障礙；大腦與神經系統吸收 ω-3 系脂肪酸的效果越高，治療效果就會越有效。魚類、磷蝦以及某些藻油與海洋浮游植物，多含有關鍵的 ω-3 系脂肪酸，包括二十二碳六烯酸 (DHA) 與二十碳五烯酸 (EPA)。所以海洋浮游植物不只能促使 ω-3 系脂肪酸發揮功效，而且它本身就含有這些成分。

第 11 章　海洋藻類的定義和分類

　　植物界裡，藻類的種類與數量並不少於細菌，目前全世界有三萬種以上的藻類被發現，推算還有三十萬種以上的藻類尚未被發掘，近年來隨著海洋科技的日益發展，開始讓我們更了解這些深藏於浩瀚大海內的至寶，對於人類健康的輔助功效，遠大於我們熟悉的陸生產物。

藻類定義

　　藻類是一群能行光合作用且構造非常簡單的生命體。地球上第一種能利用光合作用繁殖的原核生物就是「藍綠藻」。早在 35 億年前，當時地球滾燙，氧氣少、二氧化碳多，幾乎沒有生物可以存活，當地球冷卻，露出第一道陽光之後，開始有原核生物出現，而藍綠藻就是在此時出現，並且一直存活至今，為遍佈世界各地的藻類之一。

　　藻類植物經過演化後具有多樣類型，包括了單細胞、單細胞群體和多細胞個體等類型。依照藻類體制構造的不同，又可將藻類分為「微細藻類」和「大型藻類」兩大類。

　　「微細藻類」為單細胞藻類，簡稱為微藻。微藻體型微小，肉眼看不見，需藉由顯微鏡觀察；浮游性生活的藻類，其數目與種類非常龐大，常見的有螺旋藻、小球藻、隱甲藻、矽藻和淡水束絲藻等。「大型藻類」則指長在潮間帶或潮下帶岩礁上的多細胞藻類，我們所熟知的海帶、昆布、石花菜、海蘊和紫菜等都屬於生長在海中的大型藻類。

海藻的生理特性包括有：

(1) 沒有維管束組織，所以沒有根、莖、葉等器官的分化情形。

(2) 不開花，不產生種子，不結果。

(3) 無胚形成。

(4) 生殖構造不受特殊組織保護，由單一細胞產生配子或孢子。

　　所有藻類皆有葉綠素 a，故皆可行光合作用而獲得養分，不同種類的藻類含有不同形式及含量的輔助色素，如葉綠素 b、葉綠素 c、葉綠素 d、β-胡蘿蔔素、α-胡蘿蔔素、藻藍素、藻紅素、藻褐素、藻青素、葉黃素等，因為這些輔助色素之間的組合及含量比例多寡，賦予各種藻類多采多姿的顏色，也同時提供了不同種類的營養成分。

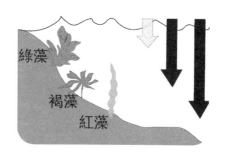

藻類分類

　　藻類包括數種不同類，以光合作用產生能量的生物，其中有屬於真核細胞的藻類，也有屬於原核細胞的藻類，它們一般被認為是簡單的植物。所有藻類缺乏根、莖、葉和其他可在高等植物上發現的組織構造。藻類與細菌和原生動物不同之處，是藻類產生能量的方式為光合自營。藻類涵蓋了原核生物、原生生物界和植物界。

　　原核生物界：藍綠藻、原核綠藻。

　　原生生物界：裸藻門、甲藻門 (渦鞭毛藻)、隱藻門、

　　　　　　　　金黃藻門 (矽藻)、紅藻門、綠藻門和褐藻門。

一般海藻分為二大類：微細藻與大型海藻。

微細藻

多為單細胞藻類，肉眼看不見，主要行浮游性生活，海中只要光線所到之處，均有其分佈，有的種類甚至具有鞭毛，能在水中游動，其數目種類繁多，常見有矽藻 (Diatom)、渦鞭毛藻 (Pyrrophyta) 等，是海洋食物鏈中基礎的重要生產者。

大型海藻

長在潮間帶或潮下帶岩礁上、具有假根、可行固著生長的多細胞藻類，其構造比較複雜，形態多樣，色彩繽紛，有些海藻如巨藻 (Macrocystis) 長可達 60 公尺以上，是所有藻類中外形最大的。

屬於大型藻者一般僅有紅藻門、綠藻門和褐藻門等，為大型肉眼可顯而易見之固著性藻類。此類大型藻幾乎 99% 以上棲息於海水環境中，故大型藻多以海藻稱之。另外，有些肉眼可見的固著性藍綠藻和少數之矽藻，嚴格而言應亦屬於大型藻的範圍。

為了區分方便，目前一般將漂浮水中的微細藻類統稱為「浮游植物」，而在海邊肉眼可見的大型海藻則稱為「海藻」，包括綠藻、藍藻、紅藻及褐藻四大類群。

植物門	色素	光和產物	細胞壁	鞭毛	細胞枝	體制	分佈
綠藻植物門	葉綠素 a、b，α β－胡蘿蔔素、葉黃素	澱粉	纖維素	2 根等長前端	有	單細胞群體或多細胞	廣分佈，水陸皆有，全世界海產綠藻約有 1200 種。
藍藻植物門	葉綠素 a、藻藍素、藻紅素、β－胡蘿蔔素、葉黃素	肝醣藍藻澱粉	纖維素醣蛋白	無	無	單細胞群體	大多淡水(75％)、少數海產
紅藻植物門	葉綠素 a、d，藻紅素、藻藍素、α β－胡蘿蔔素	紅藻澱粉	纖維素紅藻膠石灰質	無	有	多細胞	98％海產，全世界約有 6000 種
褐藻植物門	葉綠素 a、c，藻褐素、β－胡蘿蔔素、葉黃素	褐藻澱粉甘露醇岩藻糖褐藻醣膠	纖維素褐藻膠	2 根不等長側生或無	有	多細胞	99.7％海產，全世界約有 2000 種

來源：國立台灣博物館
（本表格摘自國立台灣博物館海藻資料並增加新資訊）

第 12 章　海中藻類富含各類營養素

藻類含有陸生植物所缺乏的獨特生物活性物質，這些活性物質包含色素、多醣類、蛋白質、脂質及藻膠等，其中有許多具有特殊的保健或醫療作用，並應用於現今的生物技術中。藻類中的各項成分加以濃縮、萃取或者是提取藻類中的活性物質，加工製成保健食品或合成藥物，服用者可在短時間內攝取較高於一般日常食用量的營養物質。

鑑於海藻的營養成分和保健功效，已將海藻與蔬果同列為日常生活中的必需食物。

綠藻的歸類與營養價值

綠藻的特徵與歷史

人類使用微藻類的歷史最早可追溯自史前時代的狩獵民族，他們經常採集土壤中的一種膠狀性藍綠藻食用。綠藻也是最早進行科學研究的食用藻。

綠藻（Chlorella vulgaris）被歸類於植物界中。

綠藻門具有植物的兩大特徵：葉綠體及細胞壁，綠藻綱中的輪藻為高等植物的祖先。而綠藻在分類學上的地位為：

植物界（Kingdom Plantae）綠藻門（Division Chlorophyta）

綠藻綱（Class Chlorophyceae）綠藻目（Order Chlorocaccales）

綠藻科（Family Chlorellaceae）綠藻屬（Genera Chlorella）

綠藻的屬名是 Chlorella，來自於希臘語的 Chloros，也是綠色的意思，而 elle 是拉丁語「小」的意思，就以這兩句結合起來成為 Chlorella。綠藻的細胞大小約只有 2 ～ 5 微米 (μm)，由於細胞非常微小，無法直接肉眼觀察，需使用高倍的顯微鏡方可看見。

綠藻是約在 30 億年以前就出現在地球上的一種微生物，可以在海水、淡水的水中環境中找到。

綠藻是單細胞或群集的鞭毛生物，一般一個細胞有兩個鞭毛，但也會有群集、粒狀和絲狀等不同的形式。綠藻約有 6000 個物種；綠藻類細胞含有明顯的細胞核、細胞質和色素體；因為色素體內所含葉綠素 a、b 最多，故呈草綠色，光合作用的主要產物為澱粉，具有由纖維素組成的細胞壁。

幾乎所有的綠藻都含有葉綠素的細胞壁，其所含的葉綠素為植物界之冠。每 1 公克綠藻含有 60 億個綠藻細胞，由於其內含豐富營養成分，多種維生素、礦物質、蛋白質等，共同食用可發揮加乘的效果。

在陽光與養分充足的生長環境下，綠藻可在一日內完成一次以上的細胞分裂，產生四個新細胞，每一新細胞可不間斷地繼續細胞分裂，具有快速的繁殖能力與旺盛的生命力，因此世界衛生組織曾研究如何大量生產以便供應人類食糧需求，並稱其為「二十一世紀最佳食品」。

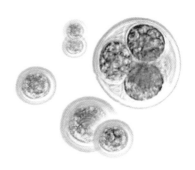

綠藻的營養價值

綠藻具低熱量並富含營養價值的特性，綠球藻細胞所含的蛋白質比例可達 50% 左右，是生產植物性蛋白質的良好來源。美國太空總署 (NASA) 把綠藻 (chlorella) 列為「太空食品」，綠藻更被世界衛生組織認定為「必須營養補助食品」和「全方位完全蛋白質食品」。

綠藻含高優質蛋白質。綠藻 (小球藻) 的蛋白質含量相當豐富，高達 60%，可提供人體 8 種必須氨基酸，且消化吸收率高，是極佳的蛋白質主要補充來源。

人體所需的礦物質，在綠藻中幾乎都可以找得到，特別是硒、鋅、錳、鈷、銅、鉻等微量元素，對於調整人體機能有極大的幫助。綠藻中的葉綠素是一種天然殺菌物質，能消炎、解毒、通便秘、刺激大腸蠕動，將廢物排出體外，淨化血液，提高豐富氧氣，增加活力，並促進新陳代謝。

綠藻富含優質多元 ω-6 不飽和脂肪酸、亞麻油酸及多元 ω-3 不飽和脂肪酸、次亞麻油酸，為人體必需脂肪酸。

綠藻其營養組成比例

蛋白質	58.4%
碳水化合物	23.2%
脂肪	9.3%
水分	4.6%
灰質	4.2%
纖維質	0.3%
卡路里	400卡 (cal) / 100公克 (gm)

綠藻其營養組成比例

維生素 A	51,300 IU	維生素 E	<1.5 mg / 100gm
肌醇	132 mg / 100gm	維生素 B_6	1.4 mg / 100gm
維生素 B_3	23.8 mg / 100gm	維生素 B_5	1.1 mg / 100gm
維生素 C	10.4 mg / 100gm	維生素 H	0.2 mg / 100gm
維生素 B_2	4.3 mg / 100gm	維生素 B_{12}	0.13 mg / 100gm
維生素 B_1	1.7 mg / 100gm	葉酸	0.09 mg / 100gm

綠球藻對於人體的功效

綠藻可使免疫系統正常化

綠球藻之細胞壁多醣體可引發人體產生干擾素（Interferon）。干擾素可明顯地增加體內的吞噬細胞，可吞噬外來細菌和致病物質。綠藻內之綠藻生長素（Chlorella growth factor）可刺激 T 細胞，提高人體免疫能力，尤其是抗病毒能力。綠藻含大量的胡蘿蔔素，在免疫系統上也是重要元素之一。綠藻可以提高免疫力，亦可平衡過於亢進的自身免疫系統使之趨向正常。綠藻的 α-、β-胡蘿蔔素、葉黃素，有抗癌作用，有助降低低密度膽固醇含量。

綠藻可提高血液中的白蛋白含量

白蛋白是體內的強力抗氧化劑之一，同時白蛋白也是體內不可或缺的運輸工具，可將體內所需的營養素運送至全身。白蛋白含量不足時，會直接影響到肝臟、腎臟及免疫系統。

此外當人體老化時，體內的白蛋白含量會逐漸下降，因此白蛋白與協助人體保持健康及活力有相當的關連性。

綠藻可排除毒素清理體內廢物

綠藻的細胞壁具有可以黏附毒素、排除體內有害化學物質的功能，內含大量纖維素可以促進腸胃功能，是維持腸道健康的「大功臣」。

實驗證明綠藻可以明顯地把人體積聚之毒素排出體外，把日常生活中不知不覺吃進的食物污染物，如農藥、多氯聯苯、戴奧辛、汞、鎘、鋁、鉛、砷等致癌或致病物質排出體外。綠藻細胞壁具有吸附有害物質的能力，可以說它是一種天然的活性炭。

綠藻具有抗氧化功能

綠藻含有高量具有抗氧化功能的穀胱甘肽 (glutathione,GSH)。當人體因輻射線、吸菸、酗酒或體力過勞，而產生大量自由基時，穀胱甘肽可以捕捉並消滅自由基；穀胱甘肽也是解毒劑 (detoxifier)，幫助肝臟清除藥物的代謝產物、致癌物質、放射線傷害等。

綠藻可以抗衰老

綠藻含有豐富之天然葉綠素 (約 3%)、蛋白質 (約 60%)、醣質、多種維生素、葉綠素、礦物質以及脫氧核糖核酸 (DNA) 和核糖核酸 (RNA)。最新研究發現綠藻可以幫助人體基因修復，使細胞保持健康，具有保健與抗衰老功能。

綠藻生長因子可以改善體質

綠藻生長因子又稱綠藻精 CGF (Chlorella Growth Factor)，為綠藻中的珍貴精華，由日本 Fujimaki 醫師最早發現，他在 1950 年代初期，使用電泳技術將熱水中的綠藻萃取物進行分離，並將這些綠藻分離物取名為綠藻生長因子。

每 100 克綠藻中僅含 4 ～ 5 克的綠藻生長因子，綠藻生長因子含有相當豐富的核酸 (nucleic acid)，包含核醣核酸 (RNA) 與去氧核醣核酸 (DNA)、核蛋白、氨基酸、多醣類、酵素、醣蛋白、小分子蛋白質、水溶性維生素和礦物質及植物性荷爾蒙等。

綠藻生長因子是一種與動物胎盤素成分類似的物質，故又名植物胎盤素，可促使綠藻生長快速。另外，綠藻生長因子能夠增加人體中益菌的生長，幫助排除體內積壓的有毒重金屬、有害農藥及環境中的有毒化合物。綠藻生長因子可以活化細胞，延緩老化現象，也能提高人體的免疫能力，改善酸性體質，強化肝臟、腎臟的機能。綠藻生長因子可說是一種天然無害的抗菌素，有抵抗體內的壞菌功效，它和一般抗生素不一樣地方是綠藻生長因子不會攻擊腸內的益菌，反而可以協助腸內益菌增殖，有助於維持良好腸道菌叢。

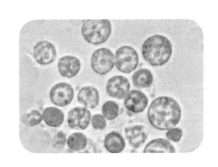

綠藻可以改善貧血

綠藻內維生素 B_{12} 的含量高，每 100 公克綠藻中含有約 800 微克的維生素 B_{12}，故常吃綠藻是補充維生素 B_{12} 的良好來源。葉綠素可以促進造血功能，增加紅血球數量，改善貧血的症狀。綠藻比一般綠色食品高出 4 ～ 10 倍的葉綠素，葉綠素構造與紅血球的血紅素很類似，也與人體紅血球體積相似，因此被稱之為「綠血球」。因此綠藻有補血、改善紅血球的活力，有助改善貧血、增加組織改善、增加組織含氧量、清理和正常化生理等功能。在癌症患者當中，很多治療的副作用都會產生貧血現象，多食用綠藻有助於增加紅血球的數量。

綠藻可以調整人體機能

人體所需的礦物質，在綠藻 (小球藻) 中可以找得到，特別是硒、鋅、錳、鈷、銅、鉻等微量元素，對於調整人體機能均有極大的幫助。

綠藻可以幫助人體排便順暢

綠藻中豐富的「膳食纖維」有助人體排便順暢。

綠藻可以助眠

綠藻中豐富的伽傌丁氨基酪酸 (GABA) 則有「助眠」的作用。

綠藻可以消除自由基

綠藻含高量具抗氧化能力的「穀胱甘肽」(每 100 公克中含 130 毫克)。有助身體消除自由基，幫助肝臟清除有害物質。

綠藻的葉綠素具有清肝解毒作用

葉綠素具有清肝解毒作用。肝臟是負責身體每日排毒的主要器官。依據一項日本研究顯示，在喝酒前服用四至六公克的綠藻，能預防 96% 的宿醉現象。

紅藻的歸類與營養價值

紅藻含有豐富的色素

紅藻植物門大多為多細胞藻體，除了極少數量淡水產之外，大多的紅藻是屬於海產的大型藻類，常見的有包括紫菜、石花菜和海龍鬚菜等。

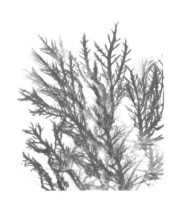

紅藻除含有豐富的色素，包括有葉綠素a、葉綠素d、葉黃素及 α、β-胡蘿蔔素、藻膽素等。紅藻具有獨特的藻紅素 (phycoerythrin) 和藻藍素 (phycocyanobilin)，是大海中色彩最為豐富的一群藻類，由於這兩種色素可以吸收波長較長的藍光，故紅藻比其他藻類更能生長在較深的海域，因此在水深 200 公尺處仍可生長。紅藻藻體多呈現紫紅、玫瑰紅、暗紅等顏色。

紅藻在市場上特殊的需求

一般常見的紫菜、石花菜及龍鬚菜等都屬於紅藻的一種。98% 為海水產海藻，生長於近海的岩石上，暖流處分佈最多。體型較褐藻小。紅藻又稱蝦紅素或蝦青素，含有較多藻紅素並呈現紫紅或鮮紅色。光合作用的主要產物為紅藻澱粉，其化學性質與肝醣相似，故可做為健康保健之用。紅藻有豐富可食用之果膠，可提煉成洋菜及紅藻膠，與褐藻並列為藻類中較有經濟價值的植物。有些紅藻可自海水中吸收鈣質，在體內沉澱為碳酸鈣石灰質，這些石灰質海藻對造礁有莫大貢獻。

紅藻含有 DHA、EPA 和 ALA 及多醣類，可以用於生產不飽和脂肪酸，在保健市場上也占有特殊的需求。

螺旋藻的歸類與營養價值

螺旋藻的歷史

螺旋藻（Spirulina）或稱藍藻，形如鐘錶發條，是一種生長在鹼性鹽湖或海水中的海藻。螺旋藻的體積約 0.3 ～ 0.5 毫米大小，在高倍數顯微鏡下呈螺旋狀，故稱為螺旋藻。存在於地球已有 35 億年以上，是地球上最古老的生物之一。

所有藻類中，螺旋藻是最原始、最簡單的一群，不具有細胞核，也沒有其他胞器。染色體與色素均分散在細胞質中，故與細菌同稱為「原核生物」。螺旋藻因體內的藻藍素 (phycocyanin)(一般又稱藻青苷及葉綠素) 故大多數呈藍綠色。螺旋藻的體外具有一層黏滑的膠質鞘，可保護螺旋藻生長在不良的環境，忍受高溫、冰凍、缺氧、乾涸及高鹽度。

螺旋藻含有氨基酸、植物色素、維生素、鐵質、多元不飽和脂肪酸及膳食纖維等豐富的天然營養成分，長期服用可增強體力、調整體質、促進新陳代謝，協助維持正常消化道的生理機能。

西元 1921 年，生物學家在非洲查德湖畔 (Lake Chad) 發現了螺旋藻；西元 1963 年法國國立石油研究所的克里蒙德 (G. Clement) 博士率隊在非洲地區作研究考察時，發現了螺旋藻優異的營養價值，並開始對其成分與人工培養作基礎研究，進而解開螺旋藻的奧妙。

螺旋藻的營養價值

螺旋藻富含百種以上的營養成分，是目前世界上已知並少數具有完整營養的單一食品。螺旋藻其主要成分含有約 60% ～ 70% 的蛋白質、5 ～ 7% 的脂肪、7% 的水分、10% 左右的礦物質，還有豐富的葉綠素、胡蘿蔔素、藻藍素等人體所需的營養成分。螺旋藻的細胞膜是由類似澱粉質的果膠所構成，食用後很容易被消化吸收，其消化係數可達 80% 以上，比綠藻高出一倍，故營養效果更多更好。螺旋藻的優越營養價值經過全球各研究單位以及營養學家與聯合國國際糧農組織 (FAQ) 的積極研究，已被認定為是一種理想、平衡的健康食品，並被廣泛利用為未來糧食，因此，美國國家太空總署 (NASA) 已經選擇螺旋藻為太空人的食物，並計畫在太空中長期養殖，以供應太空人必須之營養。

螺旋藻在目前世界上已有很多國家進行培養、生產及利用，目前全世界年產量約達三千餘公噸，主要用途為健康食品、營養補充劑、食品添加物等。在非洲某些長期食物不足的地區或國家，當地政府或聯合國援助單位，也常以螺旋藻作為加工食品，例如螺旋藻餅乾、螺旋藻奶粉等作為營養不良的兒童或飢民的重要營養補充品之一。

螺旋藻是蛋白質含量最豐富的天然食品，其完整的蛋白質結構可提供人體 8 種必須氨基酸。螺旋藻含有超過 60% 植物性蛋白質，遠超過一般肉類或魚類 (一般肉類或魚類的蛋白質含量為 15 ～ 20%)。由於植物性蛋白質分子小，約 5 ～ 10 微米 (5 ～ 10μm)，故容易被人體所吸收。

螺旋藻與其他植物不同，不是貯存澱粉，而是貯存動物性的肝醣 (GLYCOGEN)，可以很快速的提供能量。

螺旋藻含有豐富的鐵質和多量的維生素，如 B_1（硫胺）、B_2（核黃素）、B_3（煙酸）、B_6（吡哆醇）、B_9（蝶醯谷氨酸）、B_{12}（鈷胺素）、維生素 C、維生素 D 及維生素 E。螺旋藻含有豐富的維生素 B_{12} 和維生素 E。維生素 B_{12} 是維持新陳代謝及造血的的重要元素，維生素 E 是非常具有效力的抗氧化物。

螺旋藻富含多種色素，如葉綠素 a、葉黃素、β-胡蘿蔔素、海膽烯酮、藻藍素、葉黃素、玉米黃素、斑蝥黃質、矽藻黃素等，這些色素都有防癌、抗癌的物質，可以提高人體免疫力及去除對人體有害的自由基及活性氧。

多數現代人皆沉淪於攝取過量的動物性蛋白質，當這些動物性蛋白質攝取過量時，便會以脂肪的形態積存在體內，過多的脂肪會造成膽固醇及血脂肪過高，進而引起心臟血管病變。螺旋藻含有豐富的不飽和脂肪酸 γ-次亞麻油酸 (gamma-linoleic acid；GLA) 及少量的其它不飽和脂肪酸，如 α 次亞麻油酸 (ALA)、亞麻油酸 (LA)、十八碳四烯酸 (SDA)、二十碳五烯酸 (EPA)、二十二碳六烯酸 (DHA) 及花生四烯酸 (AA) 等。

螺旋藻含豐富的鉀，同時亦含有鈣、鉻、銅、鐵、鎂、錳、磷、硒、鈉和鋅。螺旋藻中所含的脂多醣類 (lipopolysaccharide) 以及青色色素 (phycocyanin) 有增強動物骨髓再生、胸腺與脾臟成長，並可合成血清蛋白，增強免疫系統的功能。

螺旋藻的特殊功效

螺旋藻含有豐富的植物蛋白、多種氨基酸、微量元素、維生素、礦物質和生物活性物質，可促進骨髓細胞的造血功能，增強骨髓細胞的增殖活力，促進血清蛋白的生物合成，從而提高人體的免疫力。

螺旋藻含多種抗氧化物，約在 35 億年前螺旋藻生成之初，當時大氣層比現在稀薄很多，太陽輻射力強，因此必須具有抗紫外線和抗氧化的能力才能生存。

螺旋藻所含的抗氧化物，是從地球形成初期就為了保護它不受到紫外線的傷害而生成的多種抗氧化物質。

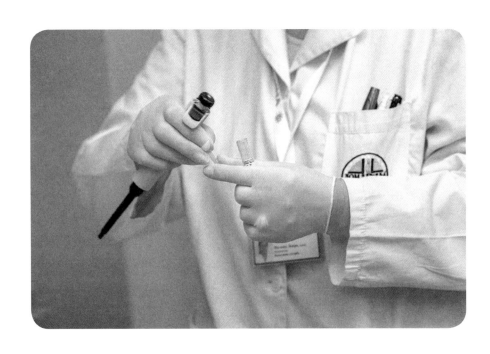

螺旋藻含有的抗氧化包含有：

- β-胡蘿蔔素與其他類胡蘿蔔素是天然脂溶性抗氧化物，能延長壽命並增強免疫系統，阻礙動物與人類特定癌細胞的複製。

- 葉綠素是絕佳的造血與淨化物質。

- 玉米黃素能改善視力。

- 具有藍色色素，能刺激幹細胞生成。

- 具有超氧化歧化酶 (SOD) 為重要的代謝酶與抗氧化物。

- 具有脂多醣 (LPS)，也就是複合醣分子透過共價鍵附著在脂肪或油脂分子，能保護脂質細胞和細胞膜。

- γ-次亞麻油酸 (GLA) 也是螺旋藻唯一富含 γ-次亞麻油酸的綠色食物，而 GLA 濃度與螺旋藻相近的超級食物則是大麻籽，能阻礙發炎前列腺素與花生四烯酸代謝產物的形成，所以螺旋藻能降低關節發炎症狀。

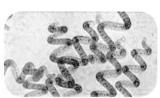

螺旋藻與慢性疾病

（1）螺旋藻與糖尿病

螺旋藻富含高量的葉綠素、植物性蛋白 (60 ～ 70%)，加上維生素 B_1、維生素 B_2 泛酸和鋅，可促使天然胰島素產生；螺旋藻含有高量的鉀，可以中和丙酮酸，防止丙酸中毒，從而防止或減輕糖尿病的症狀。

（2）螺旋藻與心、腦血管疾病

　　螺旋藻所含的脂肪均為不飽和脂肪酸，不含膽固醇。同時富含葉綠素，以及絲氨酸、鉀鹽、維生素 B_6 等，能幫助人體合成膽鹼，降低血壓，防止和減輕動脈硬化，螺旋藻中的 γ - 次亞麻酸能夠降低血液中的膽固醇濃度、降低血黏稠度及保持血管彈性，有預防心臟病和中風的作用。

（3）螺旋藻與惡性腫瘤

　　螺旋藻中的 β - 胡蘿蔔素可有效抑制自由基，並且螺旋藻多糖，藻藍蛋白公認有抗癌、抗腫瘤的作用，對於「化療」、「放療」過程中所發生的肌體損傷副作用有良好的效果。

（4）螺旋藻與痔瘡與便秘

　　螺旋藻含有大量的鎂，可幫助 B_6 吸收，又富含可溶性纖維素，能促進胃腸蠕動，可改善痔瘡和習慣性便秘。

（5）螺旋藻與腸胃病

　　螺旋藻具有協助消化道的上皮細胞修復、再生和正常分泌功能，尤其對癌前病變的萎縮性胃炎更有獨特效果。

（6）螺旋藻與肝病

　　螺旋藻中的 γ - 次亞麻酸具有護肝功能，對 B 肝、C 肝效果明顯。

（7）螺旋藻與護膚美容

　　螺旋藻的 γ - 次亞麻酸，豐富的 β - 胡蘿蔔素與超氧化物岐化酶對保持皮膚生理彈性，消除色斑有良好的功效。

（8）螺旋藻與減肥健美

　　　　螺旋藻含有一種為苯丙氨酸脫氨酶（phenylanine）的物質，使食用者產生飽足感，減少食量，且螺旋藻的高蛋白、低脂肪、低糖可調整人體內分泌紊亂，達到並保持健美的體型。

（9）螺旋藻與造血功能

　　　　螺旋藻有助於緩解貧血、增加血紅素、改善血液品質並促進紅血球形成。

其主要原因為：

- 螺旋藻含有豐富的鐵質。
- 螺旋藻有高濃造血所需的葉綠素。
- 螺旋藻含有優質的藍色多肽類，稱為藻藍素，這種藍色色素有助於骨髓中的幹細胞形成，促進紅血球與白血球的生成。

螺旋藻重金屬殘留問題

　　螺旋藻生長在近海和鹼性鹽水的環境中，因為其特殊的生物特性很容易吸收生長環境中各種成分，就像乾燥的海綿放置於水槽中一般，螺旋藻會快速吸收各種物質，進而儲存於本身的細胞中。若養殖環境中有任何重金屬污染，螺旋藻會大量吸收，因此，所有的螺旋藻養殖必須要在清淨無污染的環境下才能培養出好品質的螺旋藻；同時對人工培養螺旋藻使用之菌種、培養技術、培養過程及乾燥加工製程，皆會影響產品的水準，故購買螺旋藻時，需了解原料的來源及供應商在業界的風評，以免買到不實或不純的產品。

隱甲藻的歸類與營養價值

隱甲藻的型態

隱甲藻 (Crythecodinium spp)，是一種單細胞微藻，藻體細胞呈橢圓形或卵形，其大小在 10～50微米 (μm)。分布區域很廣，因其本身對溫度、光照適應性極強，無論夏季或冬季均能迅速生長。常生長在水庫、湖泊、池塘和河流等淡水域或是海水中。

隱甲藻有兩種生活型態，一種為游動型，另一種為囊胞型也就是休眠型。游動型的藻細胞具有兩條鞭毛來進行游動，而囊胞型的藻細胞是處於休眠或分裂時才會形成。

隱甲藻體顏色變化很大，最常見是黃綠色、黃褐色，也有部分呈藍綠色、綠色或紅色。

隱甲藻的型態

隱甲藻體內含有葉綠素 a、葉綠素 c、胡蘿蔔素及藻膽素等多種植化素。隱藻的脂質含量高，生長速度快，很適合應用在魚油的主要成分中，包括二十二碳六烯酸 (docosahexaenoic acid；DHA)的培養生產。深海魚類之所以含有 DHA，是因為攝食了含有 DHA 的微藻或真菌。

目前學界均認為微藻和真菌是魚油中 DHA的主要來源。經過適當條件的培養，隱甲藻的 DHA含量可高達乾重的10～30%。同時在培養生產上因為週期短、培養簡單、易於規模化培養等優點，可以保持產量和含量的穩定性。

在生物技術培養下，特選的寇氏隱甲藻 (Crythecodinium cohnii)能夠生成大量的多元不飽和脂肪酸 -DHA。其藻體本身所含的總脂肪酸可達乾重的50%，而其中所含的 DHA 又超過30%。

　　美國最新研究推出的嬰兒奶粉以藻類 DHA 來取代魚油的配方，並建議孕婦應改補充藻類生產的 DHA 以免遭受到重金屬污染。

束絲藻的歸類與營養價值

束絲藻的生態

　　束絲藻 (Aphanizomenon flos-aquae, AFA) 是一種固氮藻類，能吸收大氣層中的氮來合成蛋白蛋。束絲藻又稱為藍綠藻，是種野生藍綠藻，多生長在淡水湖中，例如在美國奧勒岡克拉瑪斯湖中就有這類藻類。束絲藻是淡水藻類，雖然不能生長在海水中，但它的藻類性質多與海藻類同。

束絲藻的生態

　　束絲藻擁有極豐富的植化素和多種抗氧化物、礦物質、氨基酸、維生素、酵素與許多營養素，和豐富的抗氧化化合物，包括類胡蘿蔔素 (β-胡蘿蔔素、茄紅素與葉黃素) 和葉綠素與藻藍素等。束絲藻是絕佳的維生素 B 來源，含有大量的維生素 B_1、B_2、B_3、B_5、B_6、B_9 與 B_{12}，有助於將多醣類與其他碳水化合物的代謝作用。

　　束絲藻乾燥後含有的葉綠素為重量的 1%～2%。葉綠素由於含有吡咯環，與血紅素中的吡咯環相同，可以幫助造血。葉綠素也助於對抗血癌與特定皮膚癌及肝癌，且葉綠素能幫助腸道的益菌平衡。束絲藻含有高濃度的藻藍素，能藉由刺激骨髓而產生更多幹細胞，進而強化免疫系統。

束絲藻含有多達四十餘種的礦物質，有益於骨骼、牙齒、皮膚、毛髮、指甲、內臟、肌肉系統、免疫系統與神經系統等。

束絲藻中的游離氨基酸胜肽能進行螯合作用 (chelating)，幫助排出鎘、鉛與汞等重金屬。

束絲藻含有豐富的鐵質，能與共所含的錳、銅、維生素 B 群與維生素 C 共同作用，可解決素食的貧血問題。

低溫乾燥的束絲藻含有數千種酵素，可促進各種新陳代謝的效力。束絲藻含有 α-亞麻油酸 (ALA) 與長鏈 ω-3 系脂肪酸，有助修復受損細胞、減緩發炎反應和疼痛現象。

束絲藻中含有高濃度的苯乙胺 (PEA) 能增加神經傳導物質的活性，這種物質控制了我們的注意力與警覺性。苯乙胺也被封為是「愛情化學物質」，它能使大腦產生受到吸引、刺激與興奮的感覺。當大腦中充滿苯乙胺時，神經傳導物質多巴胺就不會消散，情緒會因多巴胺濃度上升而產生愉快的感覺。

褐藻的歸類與營養價值

褐藻是一群較高等的藻類

褐藻 (Phaeophyta) 為多細胞植物，大小各異，可以從只有數公分的水雲屬到長達 1 ～ 100 公尺的巨藻屬。

褐藻是一群較高等的藻類，世界上有 1500 種左右，主要分布於海水區域，淡水種很罕見。而褐藻大都生長於岩岸的潮間帶及亞潮帶，常見種類約有 86 餘種。

　　褐藻門，外表從暗褐色至橄欖綠，其色澤取決於藻褐素與葉綠素的比例。褐藻是海中顏色較為樸素的一群，也是體型最粗大的類別。褐藻為多細胞類種，且九成都生成於海水中。昆布、裙帶菜等褐藻，因含有大量維生素及微量元素，褐藻一向被視為高營養價值的食材。褐藻的色素除葉綠素 a、c，β- 胡蘿蔔素及葉黃素外，大多數的褐藻都含有可使藻體呈現黃褐色的藻褐素 (fucoxanthin)。雖然褐藻行光合作用後的產物也是澱粉，但它卻與綠藻澱粉的成分結構不同。此外，褐藻的細胞壁富含藻膠物質，稱為褐藻醣膠 (fucoidan)，在醫學保健上具有獨特的功能，為其它藻類所不及。

　　市面上所販售的海帶芽或海帶柄，其實是一種名為裙帶菜的褐藻，而平常所食的海帶和海蘊等也是屬於褐藻，它們體型較為粗大，可長至 60 多公尺長，海帶類褐藻多分佈在較低的岩岸，也常在離岸的海面上形成大片濃密的海面藻叢。

　　馬尾藻、裙帶菜、海蘊、昆布等皆屬於褐藻的一種。99% 為海水產海藻，多為巨藻類。褐藻幾乎皆為溫帶或是寒帶的海洋植物，著生於海岸邊的石塊上。褐藻是近世紀最受矚目的藻類，褐藻所含之藻褐素比例，較其他色素為多，故常呈黃褐色。褐藻光合作用之主要產物則為「褐藻醣膠」，近年研究發現褐藻中的特殊成分，不論在細胞或動物實驗，甚至臨床人體上皆對許多病症具有預防及改善的效果。

褐藻的細胞壁富含藻膠物質──褐藻醣膠

褐藻細胞具明顯的細胞核及細胞壁，細胞壁外覆一層由褐藻醣膠及褐藻酸鈉所組成的膠狀物質，故褐藻大多摸起來令人感覺黏滑，這個成分就是母乳中含有的「岩藻醣」(fucose)，是一項人體必需醣。

褐藻萃取物中構成糖的大部分為 L- 硫酸鹽岩藻糖，通常伴隨著少量的半乳糖、甘露糖、木糖、葡萄糖、阿拉伯糖、醣醛酸及鉀、鈉、鈣、鎂、鋅、錳、硒、銅等礦物質。褐藻醣膠化學組成中含有 67.2% 全糖、13.5% 烏龍酸（uronic acids）、23.0% 灰質、11.9% 硫酸、3.2% 水分。

褐藻醣膠是一種具有特殊機能性且含有 L- 岩藻醣 (Fucose) 及硫酸酯基團 (Sulfate Ester Group) 的醣類物質。目前國際上已有上千篇醫學文獻探討褐藻醣膠於未來醫藥及保健之研究成果，各國醫學研究單位更證實褐藻醣膠有益於健康與病後保養等全方位的營養價值，使褐藻醣膠目前被各國廣泛應用於營養保健及醫學美容領域，甚至被列為新藥開發的重點對象。褐藻醣膠對於人體保健具有特殊的保健功用。

褐藻被視為天然健康食品和預防醫學的最佳來源之一

褐藻一直被視為天然健康食品和營養保健的最佳來源之一。因為含有特殊且具有保健及預防疾病價值的新成分及新用途，部分已開發成保健食品或抗癌特殊食品，目前已進入臨床試驗階段。可預期的是，褐藻蘊藏許多可保持人體健康、青春、不老化的物質。科學界針對褐藻類之疾病保健功效的研究，主要針對兩大褐藻素來分類。

兩大褐藻素分別以兩種不同的形式區分：

（1）F- 褐藻醣膠
（F- Fucoidan， > 95% composed of sultated esters of fucose）

（2）U- 褐藻醣膠
（U- Fucoidan，約含 20% 之 glucuronic acid）

　　這兩種型態的褐藻醣膠目前以營養補充劑的方式為預防醫學所贊同。由於褐藻是吸收溶解於海水中的豐富礦物質所孕育而成，因此富含礦物質，甚至可以說是直接濃縮了海洋營養成分。

　　褐藻特殊成分褐藻醣膠可大幅提升細胞之免疫力，至今 20 幾年間關於褐藻醣膠抗病毒、提升免疫力、促進肝機能代謝、抗發炎及抑制腫瘤等各項研究報告陸續已發佈 1300 多篇。

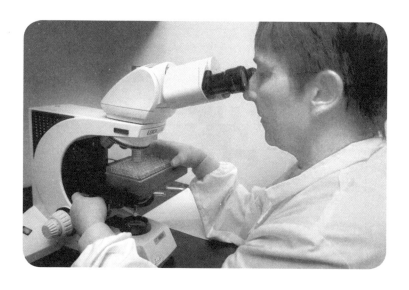

各種藻類對生理機能的幫助

	主要營養成分	對生理機能之輔助
綠藻	(1) 綠藻精 CGF (2) 蛋白質、碳水化合物、葉綠素、葉黃素、必須氨基酸、膳食纖維、核酸、以及鐵、鋅、鎂、鈣等多種礦物質、維他命 A、B_1、B_2、B_6、B_{12}、C、D、E、葉酸、菸鹼酸、穀胱甘 (Glutathione)、類 SOD 酵素、不飽和脂肪酸 α-次亞麻油酸⋯⋯等多種天然珍貴營養素	調整體質 增強體力 維持消化道機能 營養均衡
藍藻	(1) 藻藍素 (Phycocyanin, 一般又稱為：藻青) (2) 含有 β-胡蘿蔔素、維他命 B1、B_2、B_6、B_{12}、鐵質、豐富的蛋白質、礦物質及多元不飽和脂肪酸⋯⋯等多種天然珍貴營養素	體內環保 滋補強身 營養補給 促進新陳代謝
紅藻	(1) 藻紅素 (Astaxanthin, 又稱蝦紅素或蝦青素) (2) 紅藻鈣 (3) 紅藻膠 (寒天)	養顏美容 青春永駐 幫助消化
褐藻	(1) 褐藻醣膠 (Fucoidan) (2) 藻褐素 (Fucoxanthin) (3) 半乳糖、甘露糖、木糖、鉀、鈉、鈣、鎂、鋅、錳、硒、銅等礦物質	調節生理機能 健康維持 病後補養 維持精神旺盛 延年益壽 抗癌抗腫瘤 平衡免疫力

第 13 章　常見的食用海產藻類

珊瑚草有「海底燕窩」的美譽

　　珊瑚草又名神草、福草、鹽草、麒麟菜，自古以來，被視為長生不老的秘方。因外形酷似珊瑚，故名珊瑚草。珊瑚草一般都呈粉紅色，有些呈紅色，有些則呈紫色、黃色、藍色、白色或灰綠色。

　　因膠質濃似燕窩，又稱「海底燕窩」。周朝時，日本人把珊瑚草作為貢品獻給中國皇帝。

　　珊瑚草生長於海岸濕地，無污染的岩岸鹽濕地帶，在漲潮與退潮之間，它能吸收海水中的礦物質並儲存在體內，因此它含有豐富的天然植物膠原蛋白及人體所需的多種礦物質，包括有鈣、鐵、鎂、鉀、硒，錳、磷等。珊瑚草 pH 值約為 7.6，屬微鹼性食物。

　　珊瑚草含有大量的天然植物膠原蛋白、海藻酵素。是擁有低熱量、高纖維的鹼性食品，對養顏美容、骨質疏鬆及貧血有改善的作用，並可加強肝臟解毒功能，幫助體內排毒。珊瑚草含膠原蛋白，可以補充關節之間的軟骨部位。適量攝取珊瑚草，可以強化筋骨及韌帶，改善關節疼痛、腰酸背痛等困擾。

　　珊瑚草含有褐藻多醣，具有降低膽固醇、降低血壓、抗過敏、抗癌、抗腫瘤以及清血作用。珊瑚草也含有豐富的海藻酵素，能促進胃腸蠕動、排除宿便、改善便祕及預防痔瘡。

　　珊瑚草是可以吃的化妝品，除了內服也可外用，取少許珊瑚草泡軟後，用果汁機打成泥狀，敷於臉上，等乾了之後再洗掉，可以改善膚質。日本將珊瑚草應用於製造健康食品及化妝品和食品原料。

　　挑選珊瑚草時要注意，假設購買到價格非常便宜、腥味非常重的就是不好的珊瑚草。選購時，盡可能選購乾燥品，珊瑚草是海藻，因此有淡淡腥味是正常的。

＊注意事項：
　珊瑚草本身性寒，因此腹瀉、容易經痛、
體質性寒的人不適合吃太多。

海茸屬於世界限制性的開採資源

　　海茸是海藻中褐藻植物，在全世界平均海水溫度攝氏 4 度以下，無污染海域中才能少量生長，是深海植物中珍貴稀有的一員，由海茸、海茸尾、海茸蕊、海茸筋組成。海茸生長周期約為 3 ～ 5 年以上才能達到食用的保健效力。

　　每年的出口種總量限制為 300 餘噸，是世界限制性的開採資源。

　　海茸含有豐富的鈣、碘、磷、硒、鋅、鐵、鉀、礦物質外，並且含有纖維質、多種維生素、藻多醣、岩藻固醇、EPA (不飽和脂肪酸)、SOD (超氧化歧化酶) 等，還有豐富的膠原蛋白及海藻膠等多種人體不可或缺的營養物質，實為時下健康美味的營養食物。

　　南極海茸具有抗輻射活性物質，能消除或減輕紫外線的傷害。

石花菜是俗稱的「寒天、天草」

石花菜 (Gelidium amansii)，紅藻綱，石花菜科。藻體呈紫紅色或棕紅色，扁平直立，叢生成羽狀分枝，一般高約 10 ～ 30 釐米 (cm) 的多細胞藻類，是一種生長在低潮線附近或漸深帶的藻類。每年春季至夏初為盛產期。

石花菜亦稱瓊脂、大菜、洋菜，多生長在淺海礁岩間，枝體扁平，是一種紅海藻類植物，其藻體細胞空隙間充滿膠質，故含有豐富海藻膠質、藻類多醣、水溶性纖維質等，口感近似燕窩，因產於海裡，俗稱「海燕窩」，日本人稱作「寒天、天草」，加工熬煮即成石花凍，夏季清涼降火，可促進新陳代謝、具高度保濕可達養顏美容的效果。

剛採收的石花菜腥味較重，且不能直接食用，必須以「六泡六曬」的程序漂白去腥。「六泡六曬」是反覆地利用淡水加以清洗後，放置太陽下曝曬。經過反覆的清洗與曝曬，能去除雜質、鹽分及腥味。

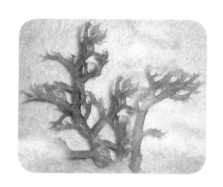

剛採集的石花菜是暗紅色的，經過六到七次的清洗、曝曬，去除海中沙粒和腥味，逐漸變成米白色或象牙色，曬乾之後才能收藏處理。就是在市面上看到的石花菜。

石花菜富含膠質、碳水化合物、蛋白質、藻紅素、藻藍素、維生素 B_1、B_2 以及鉀、碘、鈣、鐵、硒等礦物質等營養成分。

石花菜是提煉瓊脂的主要原料。瓊脂又叫洋菜、洋粉、石花膠，是一種重要的植物膠，屬於纖維類的食物，可用來製果凍。

石花菜放入水中熬煮，小火慢熬數小時，其膠質會溶解於水中。將雜質濾過後放涼，待凝結成膠塊狀，就是清涼的石花凍，在凝結之初呈暗黃色，翌日再曬，即為市面上常見之半透明純白的洋菜，又稱瓊脂，日本稱為寒天(かんてん)，又稱為「天草」，在台灣稱為菜燕，民間又俗稱為「海燕窩」。也有再加工，做成洋菜條或研磨成洋菜粉。

石花菜在腸道中能吸收水分，使腸內容物膨脹，增加糞便量，刺激腸壁，引起便意。所以經常便秘的人可以適量食用。因其為低熱量、體積大的食物，可滿足口慾及增加飽足感，常被用來作為減肥食材。現今熱門的減肥產品「寒天」中文就叫做洋菜。但是冠上寒天二字，身價比起洋菜足足高出近十倍。日本稱之為「寒天」，是因為江戶時代京都府的美濃太郎左衛門，在冬天發現被丟棄在戶外的乾海藻有凝結的特性，因此被命名為「寒天」。

石花菜的功用：

石花菜含有豐富的礦物質和多種維生素，尤其所含的褐藻酸鹽類物質具有降壓作用，澱粉類硫酸脂為多醣類物質，具有降脂功能，對高血壓、高血脂患者有益。

石花菜含維生素 B_1、B_2 及碘，可促進新陳代謝，有美容養顏、軟化筋脈的效用。鉀有利尿、降低尿酸和降血壓的功能，鈣有助於造血和預防骨質疏鬆症。其中也含有豐富的蛋白質、胡蘿蔔素、維生素 A、E 及硒，可預防癌症及心血管疾病。以中醫來說，石花菜能清肺化痰、清熱燥濕、滋陰降火及涼血止血，並有解暑功效。

＊食用注意事項：

由於石花菜是較為寒涼的藻類食品，因此脾胃虛寒、孕婦、陽虛的人要謹慎少量食用。

海蘊有「海髮菜」之稱

　　海蘊 (學名：Cladosiphon okamuranus)，正式名稱為岡村枝管藻，是一種類似髮菜的褐色海藻，主要產於琉球一帶的珊瑚礁。它身體柔軟，並會隨海水漂浮，又稱水雲。又因為它是附生於岩礁上的藻類，又稱岩藻、藻付。

　　海蘊呈綠褐色，無論外表與口感均與海帶相似，烹煮後則柔軟黏滑，又因為近年常用作為海帶的替代品，又有海髮菜之稱。其營養成分與海帶非常相似，故在生技開發上用於萃取褐藻醣膠，用於抗癌、抗腫瘤、抗氧化和平衡免疫力各方面疾病的預防保健上。

海帶有「長壽菜」、「海上之蔬」的美稱

　　海帶屬於褐藻綱下的一個目，海帶目其學名為 (Laminariales)。

　　而常用於食用的海帶學名為 (Laminaria japonica)。中國的海帶是從日本引進的，日語中把海帶統稱為昆布，且英語中「kelp」既指海帶又指昆布，但海帶及昆布又略有不同。海帶、裙帶菜和昆布同屬於褐藻綱。海帶屬於海帶目，海帶科，海帶屬。昆布屬於海帶目，翅藻科，昆布屬。裙帶菜屬於海帶目，翅藻科，裙帶菜屬。

　　海帶目的種類多數是冷水性種類，海帶與昆布大部分生長在潮間帶下的岩石上，很多種類皆是重要的經濟海藻，均為褐藻，所含成分和保健功效多為相同。

海帶屬冷水性海藻，成熟藻體卷曲，表面會有如冰霜之白點，水溫需低於 15℃ 以下始可存活。生長於海洋淺處。海帶對海水的營養要求較高，溫度介於 6～14℃ 左右是其最適合的生長環境。它們具有極高的生長速度，一天可長近半米，最終可達 30～80 米不等。

海帶含有許多營養成分，因而有「長壽菜」、「海上之蔬」的美稱。

海帶是一種生長在海中的深色蔬菜，較不受農藥及化學、空氣污染的海生植物，口味獨特鮮美，營養非常豐富，包括蛋白質、脂肪、甘露醇、半乳聚醣、海帶聚醣、海帶氨酸、多醣類、藻膠酸、昆布素。

除了碘之外還含有鋅、鈣、鐵、磷、鈷、鉀、鈷、氟等礦物質。海帶還含有葉綠素、藻褐素、胡蘿蔔素、維生素 B_1、B_{12}、B_2、C 等。

最新研究指出，海帶中含有「褐藻醣膠」，具抗發炎和抗病毒特性，並且是防癌食物。

海帶因為生長於海中，和陸地上種植的蔬菜所接觸到的環境礦物質不一樣，由於海水中的微量元素如碘和鋅較多，所以海帶中的微量元素也比陸上蔬菜更為豐富。適量吃海帶，能補充碘以改善甲狀腺低下的問題。碘對於甲狀腺素的平衡尤其重要，身體中不論是碘過量或碘缺乏，都會導致甲狀腺機能失調，而甲狀腺失衡與肥胖也有關，會引發許多與肥胖有關的疾病。

＊海帶的食用注意事項

懷孕期和哺乳的婦女不宜過量食用。因為海帶中的碘會經由血液循環，從胎盤或乳汁中進入胎兒或幼兒體內，進而造成甲狀腺功能障礙。對於甲狀腺亢進的患者，飲食不宜攝取含碘量高的海帶。同時中醫有記載，脾胃虛寒者宜少食用。

裙帶菜是大自然賜予人類的珍貴食品

裙帶菜 (Undaria pinnatifida Suringar) 又名海芥菜、海帶芽，屬於褐藻門、褐子綱、海帶目、翅藻科、裙帶菜屬，為一年生溫水性大型海藻，長度 1 ～ 2 米，寬度 0.2 ～ 0.4 米，生長在深約 3 ～ 10 公尺的清澈海域。夏季至冬季為繁衍生長期，春季採收。

整株藻體的葉體呈羽狀裂片生長，上有許多小型黑色斑點，為藻體的黏液腺細胞向表層的開口。裙帶菜的葉狀體為主要食用部位，由於市面上多切片處理成細長狀，故稱為海帶芽。

裙帶菜是大自然賜予人類的珍貴食品，《食療本草》記載：裙帶菜主治女人赤白帶下，男子精泄夢遺。

裙帶菜營養價值高，由於生長時吸收到海中豐富的礦物質，只要食用 10 克裙帶菜乾品，即可滿足每天所需要的各種礦物質的 1/6 到全部的量，包含碘、鉀、鈷、鈣、硫、鐵、鈉、鎂、磷等多種礦物質。

裙帶菜富含有多量可溶性纖維容易被消化吸收，每 5 公克裙帶菜即可攝食到 2 公克 (40%) 的可溶性膳食纖維；另外裙帶菜也富含類胡蘿蔔素、維生素 B_1、B_2、C、E，其中維生素 B_{12} 更是陸地蔬菜所罕見。裙帶菜之類胡蘿蔔素含量豐富，除可抑制癌細胞的活性外，並可清除活性氧及自由基。

裙帶菜含有豐富的蛋白質，是陸地蔬菜無法相比的。從氨基酸構成看，離胺酸和色胺酸偏低，而動物性食品缺乏的甲硫胺酸和胱胺酸卻極為豐富，故和動物性食物搭配食用，可發揮互補作用，使蛋白質的供給更為全面性。

　　裙帶菜富含褐藻膠質且不含脂肪，熱量低，長期食用可預防糖尿病、心血管病、改善便秘。裙帶菜與海帶的特殊營養成分相似，富有多醣類、褐藻酸、甘露醇、昆布胺酸、藻聚糖、岩藻硫酸酯等，從中萃取出的褐藻醣膠更是抗癌、抗發炎、抗衰老的保健食品。

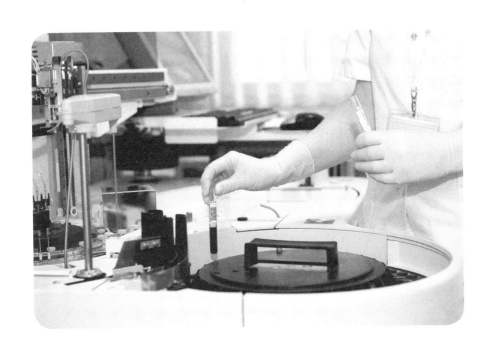

第三篇

海中動物篇

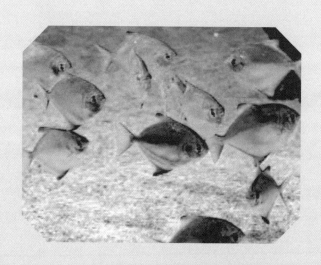

第 14 章　海中珍貴的食用動物

海參為「大海之珍」或「海人參」

海參 (Holothuria)

棘皮動物門 (Echinodermata)、海參綱 (Holothuroidea)

盾手目 (Aspidochirota) 生物

食用海參包括有海參屬 (Holothuria)、刺參屬 (Stichopus) 和梅花參屬 (Thelonota) 等種類。

海參被稱之為「大海之珍」或「海人參」，以海底藻類和浮游生物為食。海參在各地海洋中均有，多在淺海水中，但有時也在深海水中，世界上有一千多種，但是僅有二十餘種可供食用。海參是生活在海邊約 8000 米的海洋棘皮動物，距今已有六億多年的歷史。

海參營養素

海參體內含有五十多種對人體有益的營養成分，其中膠原蛋白含量極高，並含有 18 種氨基酸及牛磺酸、硫酸軟骨素、海參黏多醣、海參皂甙、胜肽，鈣、磷、鐵、碘、鋅、硒、釩、錳等礦物質及維生素 B_1、維生素 B_2 等多種維生素。而其膽固醇的含量則幾乎為零。

海參在中國醫學上的地位

海參不僅是珍貴的食品也是名貴藥材。據《本草綱目拾遺》中記載：海參，味甘鹹，補腎，益精髓，攝小便，其性溫補，足敵人參，故名海參。

海參的各種營養成分功效

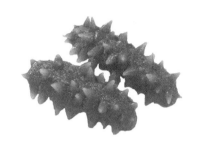

海參含有豐富的微量元素，尤其是釩、硒、鎂含量較高。海參所含的微量元素「釩」居各種食物之首，可以參與血液中鐵的運輸，增強造血功能。

海參含有特殊的活性營養物質，包括海參黏多醣、海參皂貳、海參膠原蛋白、牛磺酸等。海參黏多醣一般是由氨基已糖、已醣醛酸和岩藻多醣組成，具有調節血糖代謝、降血糖、抗血栓、延緩衰老，提高免疫力等作用。海參皂貳也稱海參素，具有抗腫瘤作用，海參素還是一種抗黴劑，在 6 ～ 25 微克／毫升的濃度時，能抑制多種黴菌，並對蛋白質的合成和能量代謝有一定的促進作用。

近代科學研究海參中含有抗癌抗腫瘤的褐藻醣膠，可以抑制癌細胞的生長和轉移，可以提高人體的免疫力和抗癌、殺菌的作用，促進人體細胞的新陳代謝。為癌症患者添增了一分美味的選擇。

海參的高蛋白低脂肪，十分適合高血脂、心血管疾病、高血壓、冠狀心臟病、糖尿病、肝炎的患者食用。海參富含膠質、硫酸軟骨素，可養顏美容、延緩老化、補充體力、改善排便狀況。

精氨酸在海參中含量比其它生物高，對神經衰弱有特殊效用，食用海參可改善睡眠。海參中的精氨酸是構成男性精子細胞的主要成分，且具有調節性激素的功能，對治療陽痿、腎虛有特殊功效。並能改善和調理女性內分泌，對促進生理循環都有很大的幫助。

海參皂是海參的代謝產物及化學防禦的物質，主要存在於其體壁、內臟及居維氏管束 (cuvierian tubule) 中，海參皂又稱為海參素，目前已有一百多種海參皂的結構被確認，其對眾多病原菌皆具有抗菌功效，其中又以抗真菌的效果較佳。

海參皂能促進自然殺手細胞 (Nature killer cells, NK cells) 活性，能增加中性多形核球 (Neutrophil polymorphs) 和單核球 (Monocytes) 吞噬能力，因此具有免疫調節功能。

膠原蛋白為動物體細胞外基質的主成分，同時也是結締組織中最重要的蛋白質。海參體壁富含膠原蛋白，其主要負責海參體收縮、運動等功能。膠原蛋白是結締組織重要成分，對肌腱肌膚保持彈性有關鍵性的效用。

一般食用的海參從去除內臟到蒸煮、浸泡等加工過程，損失相當多的活性物質，實屬可惜。

＊食用海參注意事項與禁忌

海參中富含蛋白質，與富含單寧酸的柿子同時食用，會影響蛋白質的消化吸收，甚至會造成腹痛、噁心及嘔吐。

對於排軟便、急性腸炎、感冒、咳嗽及氣喘的患者不宜食用，對於患有類風濕和高尿酸的患者不宜長期食用海參。

烏魚子有「烏金」的稱號

烏魚子是鯔魚卵巢鹽漬後陰乾的水產加工食品,盛產於台灣。烏魚的學名為「鯔魚」,為一種洄游性魚類。分佈於全球溫、熱帶海域,主要棲息環境為沿岸沙泥底水域,是中國南方沿海重要的食用魚,亦可在魚塭飼養。長久以來,烏魚是台灣許多漁民重要的經濟來源。

烏魚到處都有,但烏魚子卻盛產於台灣,原因是每年的冬至前後十天左右,中國沿海的烏魚會洄遊南下產卵,經過台灣海峽,靠近台灣沿岸,一直沿著海岸線於外海交配後折返北方。烏魚貼近台灣沿岸期間,其卵巢正值交配前最成熟階段,所以台灣產的烏魚子特別肥大。

每年的冬至前後是烏魚大批出現於台灣海峽附近洄游產卵的時候,數百年來從未失信間斷過,故又稱之為「信魚」且因其經濟價值高,帶給漁民的經濟價值遠超過其它魚類,加上一年只捕撈一次,所以又有「烏金」的稱號。在冬至盛產期間所捕獲的烏魚,正是最富價值的時候。不僅肉質鮮美,更是母烏魚及公烏魚的魚卵與魚白最飽滿味美的時期。市售的烏魚子以野生烏魚的烏魚子,品質最好,風味獨特,為廣受歡迎的美食。

烏魚子的營養價值

烏魚子是用雌性烏魚產的卵做成的食物,含有非常豐富的蛋白質和脂質,營養價值非常高。烏魚子中含有多種人體必需的氨基酸,其脂質中含有大量的不飽和脂肪酸如 EPA 與 DHA。烏魚子含有豐富的維生素 A、D、B 群、E 以及礦物質銅、鋅、鐵、錳。

烏魚子在中國醫學上的地位

烏魚子疏通女性月經、催乳、調經。並有養血、補脾益腎、滋陰止帶的功效。

＊烏魚子食用禁忌

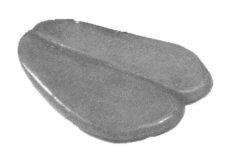

　　烏魚子的營養價值雖然很高，卻不是所有人皆適合食用，對於脾胃虛寒的人應少吃烏魚子。又因為烏魚子含膽固醇的含量較高，患有高血脂、高膽固醇症、動脈硬化等心血管慢性病及肝病患者應儘量少吃。同時，患有濕疹、蕁麻疹、痛風、腎臟病、糖尿病、易過敏的人最好忌食。

　　由於烏魚子的鹽分很高，高血壓患者應酌量食用。烏魚子不宜過多食用，因為烏魚子的蠟質含量非常高，不容易消化吸收，若攝食過量，容易造成消化不良或腹瀉。

魚翅為中國傳統的名貴食品

　　魚翅是中國傳統的名貴食品之一，是海味中的一種，「鮑參翅肚」中的「翅」所指的正是魚翅。魚翅以鯊魚的鰭製成，被認為有補腎、養顏、健髓的功效。

　　鯊魚的鰭按其所生長部位可分為背鰭、胸鰭、臀鰭、尾鰭。以背鰭製成的叫脊翅、背翅或劈刀翅，翅多肉少，質量最好。魚翅按顏色分，有黃、白、灰、青、黑、混（黃白色）等六種，其中以黃、白、灰三色較優。

魚翅中醫食療功效

　　魚翅為味甘咸性平，可以益氣、開胃、補虛。綜合中醫籍的說法，魚翅能滲濕行水、開胃進食、清痰、補五臟、長腰力、益虛癆；《藥性考》中亦稱魚翅可以補血、補氣、補腎、健髓、補肺、開胃進食。

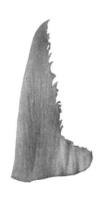

魚翅的營養價值

　　魚翅之所以能食用，是因為鯊魚的鰭含有一種形如粉絲狀的翅筋，其中含 80% 左右的蛋白質，還含有脂肪、糖類及其他礦物質。魚翅是比較珍貴的烹調原料，但營養價值並不十分高，因魚翅所含的膠原蛋白、蛋白質缺少色氨酸，色氨酸是一種必需的氨基酸，所以魚翅是一種不完全蛋白質。

　　若想補充蛋白質，有很多食物都是物美價廉的好選擇，如豆製品、雞蛋、瘦肉或是其他的魚類等，所以靠魚翅補充營養純粹是虛榮心所至，而且鯊魚身處海洋生物鏈頂層，體內積聚不少汞、鉛和鉻等重金屬。

濫殺鯊魚，破壞海洋生態

魚翅的價值，一直爭議比較大，中醫所認為魚翅的作用，可輕易用其他食物替代，實際上吃少量魚翅也起不了作用。魚翅之所以和熊掌、燕窩等被譽為山珍海味，主要還是「物以稀為貴」引起的，從效用和價格相比來看，遠遠不成比例。

魚翅價格高，加上市場需求大，導致鯊魚被過分捕殺。由於鯊魚是海洋的頂級掠食者，當牠們數量大量減少時，就會令海洋中的其他生物和魚類，因失去天敵而打亂生態平衡。鯊魚繁殖緩慢。如果繼續大量捕殺下去，只會使鯊魚絕種，破壞海洋生態鏈。希望大家不要為了滿足虛榮的口慾，濫殺鯊魚，破壞海洋生態。

鮑魚譽為「餐桌上的軟黃金」

鮑魚 (美式英文：abalone，英式英文：ormer)
腹足綱，鮑科的單殼海生貝類

古稱鰒魚，又名鏡面魚、九孔螺、明目魚、將軍帽，是一種海生軟體動物，以藻類為食。

台灣產的九孔 (Haliotis diversicolor supertexta) 又稱台灣珍珠鮑魚、台灣鮑魚 (Taiwanese abalone) 但是並非為真正的鮑魚。

鮑魚是中國傳統的名貴食材，山珍海味中的一種。中國在清朝時期就有所謂「全鮑宴」。歐洲人更譽作「餐桌上的軟黃金」。

上等鮑魚常製成乾鮑，其中被稱為「溏心鮑魚」。「溏心」是指乾鮑中心部分呈不凝結的半液體狀態，將乾鮑煮至中心部分黏軟，入口時質感柔軟有韌度，製作溏心鮑魚需經過多次曬乾的程序。

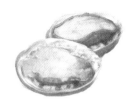

鮑魚的營養食用價值

　　鮑魚的營養價值極為豐富，含多種必須氨基酸、脂肪，以及礦物質微量元素等，包括鈣、鐵、碘、鋅、磷，和維生素 A、D、B_1 等。

　　鮑魚味鹹性溫，含有豐富的蛋白質，具有滋陰清熱、養肝明目、固腎，可調整腎上腺分泌，具有雙向性調節血壓的作用。可以有效改善視力和疲勞、平衡血壓、鎮靜化痰、潤燥利腸並擁有滋補養顏的功效，對頭暈目眩、白內障、失眠等症也有輔助治療的作用。鮑魚肉和其粘液中能分離出不被蛋白酶分解的三種黏蛋白：鮑靈素 I、鮑靈素 II、鮑靈素 III。經藥理研究證實，對癌細胞有較強的抑制作用。對鏈球菌、葡萄球菌、流感病毒、皰疹病毒等均有抑制作用。實驗證明，鮑靈素能促進淋巴球細胞增生，提高免疫力，抑制癌腫瘤，卻不損害正常細胞，有保護免疫系統的作用。

　　多項實驗研究表明，鮑魚多醣體能明顯增強小鼠巨噬細胞的吞噬功能和反應功能。鮑魚多醣體可通過激活巨噬細胞和 T 細胞，直接或間接地殺傷腫瘤細胞，從而抑制腫瘤細胞的生長，發揮其抗腫瘤作用。

　　鮑殼色彩絢麗的珍珠層除了能作為裝飾品和貝雕工藝的原料外。鮑魚殼是著名的中藥材「石決明」，古書上又叫它「千里光」，因為具有明目的功效，因此得名。石決明還有清熱、平肝、滋陰補陽的作用，可用於醫治頭暈眼花、高血壓，及發燒引起的手足痙攣、抽搐，以及發炎等。

＊禁忌與注意事項：

有感冒發熱、傷風、咳嗽、喉痛者不宜食用。患胃病的人，由於鮑魚肉難消化，所以不宜吃，只宜飲湯。痛風患者及尿酸高者不宜吃鮑肉。幼兒脾胃功能較弱不僅無法消化，還會加重腸胃負擔。鮑魚的內臟器官含有海藻葉綠素衍生物的分解產物，這些分解產物是具有毒素的，會引起皮膚的炎症和毒性反應，故鮑魚的內臟不能吃。

鮑魚和河蚌、田螺的營養價值相當接近，蛋白質、脂肪、鐵、維生素B群的含量差異也不大。100克鮮鮑魚中蛋白質的含量約12.6克，鮮田螺約11.0克，而鮮河蚌約10.9克。脂肪含量依次鮑魚約0.8克、河蚌約0.2克和田螺約0.8克。因此它們皆屬於低脂肪、低膽固醇的食品，不易造成人體膽固醇的上升。去除水分後，其乾品的蛋白質含量相差不多，甚至乾河蚌的蛋白質含量更高。所以就做為食物而言，鮑魚、河蚌和田螺均為優良食品，但價格上則有天壤之別。

龍蝦為蝦中之最

龍蝦 (學名：palinuridae)

節肢動物門、甲殼綱、十足目、龍蝦科、四個屬、19 種龍蝦的通稱。又名大蝦、龍頭蝦、蝦魁、海蝦等。

龍蝦頭胸部較粗大，外殼堅硬，色彩斑斕，腹部短小，體長一般在 20 ～ 40 厘米間，重 0.5 公斤左右，是蝦類中最大的一類。

龍蝦生活在溫暖海域之中。牠們喜歡生活在岩石和珊瑚礁的縫隙間。龍蝦有群聚的習性，有時在一個石洞裡能發現十幾隻龍蝦。龍蝦習慣在夜間活動，食物包括海螺、貝殼、螃蟹、海膽等。

龍蝦成長與換殼

換殼活動伴隨著龍蝦的一生。在龍蝦出生的頭一年，它將經歷 10 次換殼。龍蝦約莫會持續每年一次的換殼活動直到其成熟。成熟的龍蝦可能每三年只換殼一次。大西洋龍蝦的成長需要換殼，新換的蝦殼又薄又軟。在加拿大，龍蝦捕撈季節盡量錯開換殼的夏季，而捕獲的龍蝦在大西洋、加拿大，大多數都是硬殼龍蝦。

通常龍蝦長到 1 磅重需要 6 ～ 8 年的時間。龍蝦在溫水中生長更快，可在更短的時間內長到上市規格。

小龍蝦，學名為克原氏螯蝦

又稱紅螯蝦或者淡水小龍蝦。小龍蝦屬於節肢動物大家族，與龍蝦、大螯蝦、蟹、河蝦及對蝦同屬於甲殼綱動物。

龍蝦的營養成分

龍蝦體大肉多，營養豐富，含蛋白質、維生素 E，其他成分如硫、磷、硒、鐵等。龍蝦所含的蝦青素主要存在於蝦黃和蝦殼中，而一般的烹飪和食用方法很容易流失掉。

龍蝦屬於低脂低碳水化合物、高蛋白食品，所含的飽和脂肪酸、卡路里及膽固醇的含量要比瘦牛肉及雞肉更低。

中醫對龍蝦主要食療作用

龍蝦肉味甘鹹、性溫，具有補腎壯陽、滋陰健胃的功效，可以治腎虛陽痿、神經衰弱、筋骨疼痛、皮膚瘙癢等症。

海鰻、鱸鰻為高貴養生補品

海鰻

脊索動物門 (Chordata)、輻鰭魚綱 (Actinopterygii)

鰻鱺目 (Anguilliformes)、糯鰻亞目 (Muraenidae)

海鰻屬 (Muraenesox)、海鰻種 (M.cinereus)

海鰻屬底棲魚類，生活於水深 50 ～ 740 公尺。性兇猛，常將身體藏在泥沙中，伺機捕食小魚及甲殼類等，屬肉食性。其實跟「鰻」這個字一樣，廣義來說，生活在海裡長得長長、身型似蛇的魚類都很容易被叫做海鰻。根據「台灣魚類資料庫」的資料，常被直接稱為海鰻主要包含三科的魚類：合鰓鰻科 (Synaphobranchidae)、海鰻科 (Muraenesocidae)、糯鰻科 (Congridae)。

世界上的鰻魚種類約有 18 種，台灣目前所養殖的品種以日本鰻、歐洲鰻及美洲鰻為主。常見的鱸鰻 (學名：Anguilla marmorata，英文名：swampeel、trueeel)。俗名花鰻、烏耳鰻，則為輻鰭魚綱、鰻鱺目、鰻鱺亞目、鰻鱺科 (anguillidae) 的其中一種。另外又有俗名的白鰻、黑鰻，學名 (anguilla japonica)，英文名 (Japaneseeel, eel) 等品種。

鱸鰻為棲息在砂泥底部的肉食性魚類，鰻魚的一生與鮭魚的生活形態恰好相反。鮭魚每到產卵的季節便會溯溪而上，回到其出生地產卵而後死亡；鰻魚則是在淡水中棲息生長，然後從溪河降海洄游，產卵而後死亡。由卵孵化而成的幼苗，會自產卵場洄游至沿岸，歷經柳葉魚期、鰻線或透明鰻期、黃鰻期及銀鰻期等四個階段的變化。成魚在春末夏初降海產卵，孵化後的仔魚經柳葉形期的變化，成透明的鰻線，需耗時五個月，才再回到河裡生存。

　　鱸鰻身體粗長似蛇狀，尾部側扁。體背側及鰭上具灰褐色或灰黃色，全身具多數不規則之花斑。為周緣性淡水魚，降河洄游性魚類。底棲肉食性，夜行攝食，食物以小魚、蝦、蟹、蛙、水生昆蟲為主食。鱸鰻在台灣曾列為保育類魚類，直至西元 2009 年在專家學者研商後，因野生數量增加，將鱸鰻從保育類物種中移除。目前臺灣已能人工養殖。常佐以中藥材燉煮食用，調配的台灣鱸鰻養生鍋全程採用冷藏保鮮，為台灣高經濟利用之魚類。

　　鱸鰻自古以來即被列為高貴養生補品，鱸鰻的肉質裡含有豐富的蛋白質、維生素、礦物質以及不飽和脂肪酸。鱸鰻的 DHA 含量與深海魚相當。鰻魚含有大量的膠原蛋白，可以增加皮膚彈性及修補皺紋。鰻魚自古即被中國視為養生之聖品，《本草綱目》、《掌中妙藥集》、《民間藥提要》等古籍皆有記載。鱸鰻肉質厚實富含膠質，為進補營養補給品。

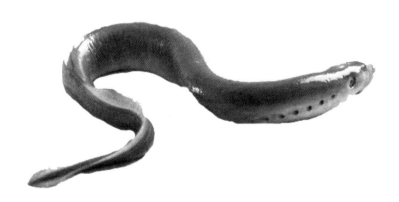

鱸鰻營養價值

鱸鰻肉含蛋白質、脂肪、碳水化合物，並含鐵、鈣、磷等礦物質。並且富含維生素 A、D、E、不飽和脂肪 DHA/EPA、膠原蛋白；鱸鰻鰾含蛋白質、脂肪、膠體物；鱸鰻卵巢含腦磷脂 (cephaqlin)、神經磷脂 (neurophoshatide)、膽甾醇 (cholesterol)；鱸鰻膽汁含膽酸 (cholic acid)、甘膽酸 (glycocholic acid) 及牛磺酸 (taurine)；鱸鰻皮黏液含蛋白毒素 (proteinaceous toxin)。全魚含生長激素 (growth hormone) 和促性腺激素 (gonadotropin)。

經常食用鱸鰻也不易引起高血壓等文明病，營養價值超過一般肉類、奶蛋等食物。在食品營養學上的看法，整體而言，鰻魚營養價值極高且成分又非常均衡。

鱸鰻在中國醫學上的效用

根據《本草綱目》等藥理古籍記載，鰻魚乃滋補聖品。其中記載有暖腰膝、壯陽之效；鰻味甘、性平溫，入肝、腎、脾經、具有補虛、養血、祛濕、抗癆等功效。鱸鰻能補虛損；潤肺、祛風通絡、解毒。主病後、產後體虛、遺精、貧血、神經衰弱、氣管炎、面神經麻痺、骨節疼痛等食補之用。

＊鰻魚食用禁忌

患有慢性疾患和有水產品過敏史的人、病後脾腎虛弱、痰多者忌食。鰻魚其血液含有血清毒，具溶血作用，故不能生飲。

七星斑在喜事宴會最受歡迎

七星斑生長在熱帶水域，水溫在攝氏 18 ～ 30 度之間，是珊瑚礁區重要的魚種。七星斑棲息於岩礁、海底、洞穴、珊瑚礁處之清澈水域的環境，有先雌後雄的性轉變特性，主要以魚類及底棲甲殼類為食，是食物鏈中重要的肉食性魚類。

七星斑有多個不同的品種，除東星外有西星、豹星、黃帝星、太星、燕子星、花面星、臘腸星等。其中又以東星斑為海鮮宴上最流行的魚類之一。東星斑主要分為紅色 (俗稱紅東) 及黑色或暗紅色 (俗稱黑東) 兩種。又以紅東較受歡迎，主要是它的顏色艷麗，中國人辦喜事多以紅色代表福氣、吉祥，所以宴會喜事主人都樂於採用。

七星斑肉質幼滑潔白，魚味佳，一直是海鮮行中的高價魚。近年因市場需求增加，未來勢必要依賴養殖，經過觀察及研究、繁殖成功的魚種必須水質清澈、水流不能太急、水溫不能低於 20℃、水深要有 20 米深，要有以上條件才能養出好的七星斑。

七星斑生長時期長，故其肉質相當有咬勁，營養價值更是比其他海產魚類高。且吸收率極高。

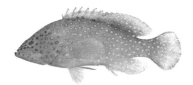

七星斑的營養價值

七星斑的魚肉具有高蛋白、低脂肪、低膽固醇的特點，維生素 A 和維生素 D 含量豐富，並含有二十幾種人體所需要的微量元素；魚皮的膠質層含有大量的「角沙烯」成分，是美容護肌元素、老幼皆宜的海魚產品。

海紅鯛為改良的鯛魚類新品種

海紅鯛是水產養殖業最新努力的成果。以名可知此種吳郭魚具有橘紅色美麗討喜的色彩。一般吳郭魚通常生活於淡水中，可存活在湖、河、池塘的淺水，也可以適應在加有一定比例海水的淡水池塘中。

因吳郭魚適應能力強，且對溶氧較少之水有極強之適應性，故在許多地方成為入侵物種，並被列入世界百大外來入侵種名單。

絕大部分吳郭魚是雜食性，常吃水中植物和碎物。吳郭魚在面積狹小之水域中亦能繁殖，甚至在水稻田裡都能夠生長。

台灣水產史料記載，吳郭魚為吳振輝及郭啟彰兩人於西元 1946 年從新加坡引進。吳郭魚又稱「南洋鯽仔」、「黑鯽仔」，後人為紀念兩位先生引進的功勞，特別取兩位先生的姓氏來命名為「吳郭魚」。

養殖吳郭魚有很高的經濟利益，因為其天然抗病性強，能以穀物、藻類及腐敗物為主食，幼魚存活率高，養殖所需空間極小，再加上吳郭魚成長快，6 個月即可達上市之體型 (12 ～ 15 厘米)，若水溫較高則終年均能產卵。

吳郭魚其肉質鮮嫩，小刺少，雖然微有土腥味，但因養殖容易、價格便宜等因素，成為大眾食物蛋白質的重要來源。目前台灣人工養殖的吳郭魚大多是由台灣水產試驗所及台灣水產業者育成的雜交種，已非 1946 年時吳、郭兩人所引進的品種。新品種海紅鯛在養殖池中以特別調配的天然飼料餵養、海水加調，培育出的吳郭魚肉質緊實、口感 Q 彈，不只甘美無土腥味，營養價值也相對增高。

吳郭魚是低脂肪、高蛋白的魚品，吳郭魚的氨基酸均衡，消化吸收率高，因此適合做為腸胃弱、下痢恢復期的營養來源。營養價值內含豐富的菸鹼酸，是合成賀爾蒙不可或缺的元素之一，有助於維持神經系統和大腦的功能正常，並有促進血液循環、消除疲勞、降低血壓的功效。

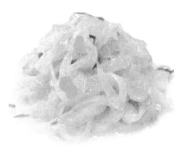

海蜇食用早見於唐代

海蜇 (學名： Rhopilema esculentum)
刺胞動物門 (Cnidaria)、缽水母綱 (Scyphozoa)
根口水母目 (Rhizostomeae)、根口水母科 (Rhizostomatidae)
海蜇屬 (Rhopilema)、海蜇種 (R.esculentum)

古稱瑝魚，又名水母(jellyfish)、白皮子、海蛇、紅蜇、面蜇、鮓魚，是生長在海洋中的大型暖水性浮游動物。水母是無脊椎動物，屬於刺胞動物門中的一員。全世界的海洋中有超過兩百種的水母，牠們分佈於全球各地的水域裡，無論是熱帶的水域、溫帶的水域、淺水區約百米深的海洋中，甚至是淡水區都有牠們的影蹤。

水母早在六億五千萬年前就存在了。水母的形狀大小各不相同，最大的水母其觸手可以延伸約十米長。

可供於食用的水母，有傘面平滑、口腕處僅有絲狀體的食用海蜇，或兼有棒狀物的棒狀海蜇，以及傘面有許多小疣突起的黃斑海蜇。海蜇口感爽脆，海蜇皮和海蜇頭及海蜇觸手，皆可用來製作涼拌菜。

海蜇在中國醫學上的運用

　　中醫認為海蜇有清胃、潤腸、化痰、平喘、消炎、降壓等功用。海蜇能軟堅散結、行淤化積、清熱化痰，對氣管炎、哮喘、胃潰瘍、風濕性關節炎等疾病有益，並有防治腫瘤的作用。

海蜇的營養價值

1. 含有人們飲食中所缺的碘，不含膽固醇。

2. 含有甘露多醣膠質，對防治動脈粥樣硬化有療效。

3. 海蜇適宜高血壓、煩熱口渴、便秘、支氣管炎、咳嗽、哮喘，痰多黃稠或單純性甲狀腺腫患者食用。

＊海蜇食用禁忌

　　脾胃虛寒者慎食。食用海蜇有時會發生刺痛、皮膚疹、腹痛等中毒症狀，大多是因為處理蜇身時沒有把蜇頭去除乾淨，使存有刺毒的口腔、觸手混入蜇身，因此建議煮過後才食用較為安全。

牡蠣為「海中牛乳」

牡蠣（Oyster）

軟體動物門、雙殼綱、牡蠣目、牡蠣科、牡蠣屬

亦稱之為蠔，蠣房。歐洲人稱它為「海中牛乳」，日本人稱它為「帝王食品」。在中國明朝時牡蠣有「西施乳」的美稱，在台灣則俗稱為「蚵仔」。牡蠣生長在溫、熱帶海洋中，肉質細嫩，鮮味突出，帶有腥味，味道獨特。

人類採食牡蠣可追溯到新石器時代（約4000～6000年以前），在中國大陸廣東省陳橋塚出土的石器中，即發現許多採挖牡蠣的原始石材工具，可見牡蠣為當時沿海居民的食物。

牡蠣在中國醫學上的食療作用

牡蠣味甘、鹹、性平；歸肝、心、腎經；具有滋陰、養血、補五臟、活血等功效。

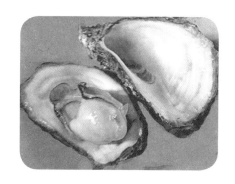

牡蠣營養價值

牡蠣含有豐富的蛋白質、鈣質、磷質、維生素A、維生素B群及肝醣，礦物質鋅、鐵、銅、錳、碘等成分。

牡蠣的保健特殊效用

(1) 牡蠣富含天然牛磺酸，牛磺酸有消炎解毒、保肝利膽、降血脂。促進幼兒大腦發育及安神健腦等作用。

(2) 蚵仔含脂類雖少，但多具有生理活性的複合磷脂、磷酸肌醇、廿碳五烯酸 (EPA)、廿二碳六烯酸 (DHA) 等。這些成分都有防止動脈硬化、抗血栓以及抗衰老作用。

(3) 牡蠣萃取物有抑制血小板聚集作用，能降低高血脂，有利於胰島素分泌和利用，又可使惡性腫瘤細胞對放射線敏感性增強，並對腫瘤細胞生長有抑制作用，為化療後不可多得的抗癌海產品。

(4) 牡蠣含磷豐富，因鈣被體內吸收時需要磷的協助，所以有利於鈣。

(5) 牡蠣的蛋白質遠超過牛乳與人乳，為低脂、低膽固醇，且營養價極高的海洋食物。適宜糖尿病人、高血壓、動脈硬化、高脂血症之患者食用；婦女更年期和懷孕期間皆為優良的食物來源。

(6) 牡蠣又具有活躍造血功能的作用，因為牡蠣富含預防惡性貧血所不可缺少的維生素 B_{12} 及鐵。

(7) 牡蠣含有豐富的鋅，可以降低傷口的感染，加速傷口的癒合。牡蠣中所富含的鋅與蛋白質可以協助精子的製造。

(8) 牡蠣的優良蛋白質可以增進免疫力，增加對疾病抵抗力，提高精神，幫助注意力集中與學習。

牡蠣殼的藥用價值

在漢方中使用牡蠣殼為藥材，磨為粉末，稱為「牡蠣」。

功效主要有：

1. 平肝潛陽、鎮靜安神：類似石決明功效。
2. 軟堅散結：對於痰核瘀結的團塊有消散作用。
3. 收斂固澀：如用於汗出不止時斂汗。

＊食用牡蠣的禁忌

患有急慢性皮膚病者忌食；脾胃虛寒、滑精、慢性腹瀉、便溏者不宜多吃。牡蠣肉可生吃，吃牡蠣肉時最好加薑和醋等佐料殺菌。牡蠣不宜多食久食，否則引起便秘和消化不良。

蝦貝類軟體動物是名貴菜餚

貝殼就像海邊的石頭一樣，是地質活動的產物。貝殼是一群「軟體動物」(Mollusks) 的殼。這類軟體動物都擁有外套膜，可以分泌碳酸鈣來形成具有保護作用的硬殼。

螃蟹和蝦子雖擁有硬殼，但這些殼的成分都是幾丁質 (chitin)，不像貝殼是碳酸鈣。由碳酸鈣遇到酸會分解成二氧化碳和鈣離子的特性，幫助分辨兩者截然不同的化學特性。若將貝殼和蝦殼都丟入醋中，數天後即可發現貝殼已被酸分解，但是蝦殼卻絲毫無損。實際上軟體動物從出生到死亡都只使用同一個殼，類似現實生活中的烏龜。這個殼本身就會隨著軟體成長而漸漸長大，至於長大的方式則是在殼口或在雙殼貝的殼的邊緣不斷堆積碳酸鈣，逐漸把螺管或雙殼加長。

分類學上，螃蟹、寄居蟹和蝦皆歸類為甲殼類 (Crustacea)，蟹、蝦、貝類屬於無脊椎動物，在江、河、湖、海中都可生長養殖。蟹、蝦、貝類種類繁多，味道特別鮮美，是名貴菜餚。

螃蟹

蟹乃食中珍味，素有「一盤蟹，頂桌菜」的民諺。螃蟹有淡水蟹和海水蟹。不但味美，且營養豐富，是一種高蛋白的食物。

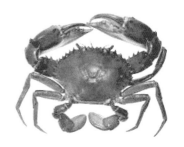

螃蟹的營養價值

螃蟹含有豐富的蛋白質及微量元素鋅、硒，碳水化合物及少量脂質，還有菸鹼酸、維生素 B_{12} 等營養成分。蟹肉中的組胺酸含量很多，是螃蟹鮮味的主要來源，卻也是蟹肉容易變質的原因，組胺酸會隨著蟹死亡的時間產生毒素引起過敏。螃蟹骨骼及蟹殼含有鈣質和甲殼素，還有抗氧化的蝦紅素，不易為人體吸收。

＊注意事項與禁忌

螃蟹生長環境及食性讓其容易帶有寄生蟲，尤以淡水蟹為最多。食用螃蟹之前一定要洗淨並煮熟；蟹性寒，食用時以薑、醋調味，不但可去除蟹的寒性，也可去腥殺菌。另外，體質易過敏的人吃蟹容易引起過敏。

螃蟹不宜與柿子同時食用，因為蟹、魚、蝦所含的高蛋白在鞣酸的作用下，很易凝固成塊，行成胃糞石，阻塞腸道。螃蟹與柿子同時食用也容易導致過敏。蟹類屬於高普林食物，因此尿酸過高及痛風患者最好少吃。

櫻花蝦

櫻花蝦俗稱「花殼仔」，屬群聚性浮游生物，櫻花蝦殼軟薄，體色淺紅且佈滿紅點，櫻花蝦的身上約有一百六十個左右的發光器，再加上櫻花蝦會大片聚集在一起，所以晚間從船上往海面望去，就像日本櫻花般一朵朵開在海上。

櫻花蝦的營養價值

櫻花蝦富含鈣、磷、蛋白質等多項營養成分。外型小巧玲瓏，成蝦約 5 公分大小，外殼細薄柔軟，肉質鮮美甜嫩，是天然鈣的來源，但是蝦殼的鈣質主要是碳酸鈣，胃酸不足時消化和吸收都不容易。

紅色磷蝦

磷蝦 (Krill) 是紅色細小的甲殼類動物，全長約 6 釐米，磷蝦的食物為海藻，在南極之極端寒冷水域生存。

磷蝦能在寒冷的環境生存是由於磷蝦具有高含量的不飽和脂肪酸，包括二十碳五烯酸 (EPA) 和二十二碳六烯酸 (DHA)，和細胞膜磷脂 (phosphatidylcoline)。

磷蝦的主要經濟價值

磷蝦的主要經濟價值在於從磷蝦提煉出的磷蝦油 (Krill Oil)。動物和臨床研究表明在磷蝦油中發現的不飽和脂肪酸，易被吸收和傳遞到大腦。有別於其他魚油，磷蝦油中含有一種強力的抗氧化劑，類胡蘿蔔素和蝦青素 (Astaxanthin)，有助於防止不飽和脂肪酸氧化。

磷蝦油含 40％細胞膜磷脂、30％二十碳五烯酸 (EPA)、二十二碳六烯酸 (DHA)、1％蝦青素、維生素 A、維生素 E 和其他不飽和脂肪酸。

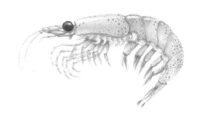

初步的研究顯示磷蝦油有助對抗動脈粥樣硬化、抗發炎、抗高血脂、抗炎、抗經前綜合症等。

磷蝦依賴海藻為生，據美國「農業和食物化學雜誌」(Journal of Agricultural and Food Chemistry) 報導，磷蝦中含有的蝦青素 (Astaxanthin) 可以對實驗室內的老鼠有預防皮膚癌之功效。蝦青素具有抗發炎和抗氧化作用，其抗氧化功效比輔酵素 Q10 高出許多倍。輔酵素 Q10 是針對心臟健康的一個很重要的營養補充品。

＊注意事項

對海產敏感者、正在服用抗凝血劑者，應在服用磷蝦油前請教醫師或營養師。

保護深海動物

深海魚油和磷蝦油對人體健康有益，促使人類大量捕獲深海魚和磷蝦來製作健康食品。若未來能培殖磷蝦，可使我們不因過量捕獲磷蝦而影響食物鏈，甚至影響海洋生態。

蝦蟹蚌類營養特點

蝦蟹蚌類均含有豐富的鈣、鐵、鎂、硒、鋅、磷、鉀，尤含碘量較高。每日吃進約 180 公克的海鮮，碘的攝取量絕對綽綽有餘。蟹、蝦、貝類所含蛋白質較多，其脂肪含量不高，但是脂肪大部分為不飽和脂肪酸，容易被人體吸收。蝦蟹等含有較豐富的維生素 A，維生素 B_2 的含量也不少。

　　蟹、蝦、貝類中含有與魚類相似的鮮味成分。貝類含有琥珀酸鈉，形成了貝類特有的鮮味。蟹、蝦、貝類含有甘氨酸、丙氨酸，具有甜味，因為這兩種氨基酸具有很強的甜味和鮮味。

蝦貝類中國醫學上的效用

　　海水蝦貝性溫濕、味甘鹹，入腎、脾經；蝦貝肉有補腎壯陽，通乳抗毒、養血固精、化瘀解毒、益氣滋陽、通絡止痛、開胃化痰等功效；適宜於腎虛陽痿、遺精早洩、乳汁不通、筋骨疼痛、手足抽搐、身體虛弱和神經衰弱等人食用。

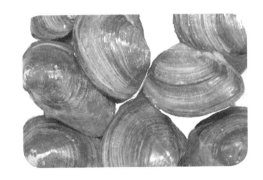

蝦、貝、蟹、蚌、蚵類與膽固醇含量

多數人認為蝦、貝、蟹、蚌、蚵等海鮮含有較多的膽固醇，食用後會讓體內膽固醇升高，但是這類海鮮所含的其實是「固醇」而非都是「膽固醇」。因為以前的儀器無法鑑別膽固醇與其他固醇類，所以牡蠣、蝦、蟹、魷魚等水產品才會被誤認為是膽固醇很高的食物。

這些蝦蟹貝只有 1/3 ～ 1/2 是真正的膽固醇，含量幾乎比雞肉還要低。其固醇類還有降低膽固醇在血管中蓄積的功能，是推翻「吃海鮮會提高膽固醇」的重要原因。蝦、貝、蟹、蚌、蚵等海鮮「升膽固醇指數」並不高，事實上比起許多食物相對安全。

營養界發現，要判斷食物對膽固醇的影響，不能單看食物中的膽固醇量，需同時考量食物中所含的飽和脂肪酸量。因為飽和脂肪酸是提供製造膽固醇的元素之一，有升高膽固醇的作用，對體內膽固醇升高有很大的影響，所以現在營養界早以「升膽固醇指數」(CSI) 來代替早年的「膽固醇含量」。

所謂的「升膽固醇指數」，就是同時計算食物中飽和脂肪酸和膽固醇量所得到的指數，大部分海鮮的升膽固醇指數，皆比牛肉、豬肉和雞肉都來得低，再加上一般海鮮的膽固醇主要集中在頭部、內臟，以蝦、蟹等海鮮為例，只要不吃蝦頭和蟹膏，無須擔心會攝取到過多的膽固醇。

＊蝦、貝、蟹、蚌、蚵等海鮮食用禁忌

宿疾者，正值上火之時不宜食用蝦、貝、蟹、蚌、蚵；患過敏性鼻炎、支氣管炎、反復發作性過敏性皮炎的老年人不宜吃蝦、蟹；患有皮膚疥癬者忌食。蟹與柿子同吃容易導致過敏。

第 15 章　海水魚與淡水魚的比較

海水魚和淡水魚的營養價值

(1) 海水魚來自海裏，常見的有帶魚、金槍魚、黃魚、鯖魚、鮭魚、鮑魚、魷魚、沙丁魚、鯧魚、鯊魚、旗魚、鱈魚和鮪魚等。

(2) 淡水魚來自河裏。常見的有鯉魚、鯽魚、草魚、鰱魚、武昌魚、鱔魚等。

海水魚比起淡水魚，在營養價值上略勝一籌。海中含有大量礦物質鹽分，使海水魚的礦物質及維生素含量更高。

魚肉中蛋白質含量豐富，其所含必需氨基酸的量和比值最符合人體需要，魚肉肌纖維很短，水分含量較高，因此肉質細嫩，比畜禽的肉更易吸收，是人類攝入蛋白質的良好來源。魚肉中脂肪含量較少，由不飽和脂肪酸組成；人體吸收率可達 95%，具有降低膽固醇、預防心腦血管疾病的效用。魚肉中含有豐富的礦物質，如鐵、磷、鈣等；魚的肝臟中則含有大量維生素 A 和維生素 D。

此外，海水魚含有的不飽和脂肪酸 ω-3 (Omega-3) 脂肪酸 DHA 和 EPA 以及牛磺酸含量都比淡水魚高得多。牛磺酸有助於視覺、神經系統發育，並可調節血脂、加強肝臟解毒作用；但相對的，海水魚也有普林、組織胺含量較高以及重金屬污染等問題。

從味道上來說，海水魚的味道比淡水魚更鮮。這是因為海水魚的遊動範圍和遊動力度比淡水魚大，使肌肉彈性更好。而淡水魚吃起來有些土腥味，因為它們生長在腐植質較多的水裡。

深海魚汞污染問題

　　深海魚最主要的重金屬污染問題為汞。據食品藥物管理局於西元
2006 年檢驗市售海洋魚類的重金屬含量，結果發現鎘、鉻、鉛、銅、
鋅等重金屬含量皆很低，符合國際間的限量標準，即使經常攝食也不
會危害人體健康；在重金屬汞的部分，有少量的旗魚及鯊魚檢體超過
國際限量標準。

　　魚類會經由食物鏈攝食，累積大量的汞在體內，尤其是食物鏈末
端的大型魚類。自然界中的汞以金屬汞、無機汞、和有機汞 3 種形式
存在，其中甲基汞為無機汞最常見的型態，毒性也最強，容易蓄積於
體內。大量攝取甲基汞會損害神經系統，特別是發育中的嬰幼兒，腦
組織發育易受汞的毒性影響。

　　美國環保署 (EPA) 指出魚體內的汞有 90 ～ 100％為甲基汞，聯
合國糧農組織 / 世界衛生組織食品添加物專家委員會 (Joint FAO/WHO
Expert Committee on Food Additives, 簡稱 JECFA) 特別針對甲基汞訂定
標準；各國也分別對於汞容許攝取量提出建議，以避免過量汞蓄積於
人體內造成健康危害。

深海魚的安全食用量

海水魚體內汞含量依魚種不同有很大的差異，食物鏈愈末端，通常也是體型龐大的魚種，汞的殘留量就愈高，研究發現，魚的體型大小與體內單位體重汞含量成正比關係。深層海魚類又比淺層魚類含較高量的重金屬，重金屬在體內容易產生累積，不易代謝。等待累積到一定程度時，身體無法有效代謝，便產生重金屬中毒。

海洋性魚類比淡水魚類含有更高的重金屬，不論海水魚或淡水魚，都是健康的蛋白質來源，建議兩者皆可輪替食用。但如果想要獲得深海魚油，則建議避開大型海魚，挑選體型小的海水魚，就可以吃的健康又安心。

許多人認為，烏賊、蝦類、章魚、魷魚等，膽固醇較高，不敢吃這些海鮮。其實自然界的生物鏈常有巧妙的安排，上述海鮮中同時也含有數量可觀。足以使膽固醇降低的氨基乙磺酸，因此我們不必顧慮，可以放心食用。

一項以 6000 名美籍中年男性為對象的研究顯示：每天吃 28 克鯖魚或 84 克鱸魚的人，比吃低於此量或根本不吃魚的人，死於心臟病的機率少 36%。

每週至少吃 2 次魚 (每次 140 克含豐富油脂的魚)，比只吃低脂、高纖飲食而不吃魚的人，心臟病發作的機會少三分之一。

第 16 章　十種抗癌海鮮

最常食用具有抗癌功效的海鮮

海藻

海藻含有甘露醇、半乳聚醣、海帶聚醣、多醣類，目前科學已見證具有抗癌的功效。海藻所含的藻膠酸、昆布素、葉綠素、藻褐素、胡蘿蔔素等也是很強的抗氧化物質，有助預防細胞病變。最新研究指出，海帶中含有「褐藻醣膠」，有抗發炎和抗病毒特性。

鮑魚

研究人員從鮑魚肉中萃取出了「鮑靈素」Ⅰ及Ⅱ。鮑魚肉和其黏液中能分離出不被蛋白酶分解的三種黏蛋白：鮑靈素Ⅰ、鮑靈素Ⅱ、鮑靈素Ⅲ，經藥理實驗證實有較強的抑制癌細胞生長作用。

實驗證明，鮑靈素能促進淋巴球細胞增生，提高免疫力，抑制癌腫瘤，卻不損害正常細胞，有保護免疫系統的作用。

鮑魚多醣體能明顯增強小鼠的巨噬細胞的吞噬功能和反應功能。鮑魚多醣體可通過激活巨噬細胞和 T 細胞，直接或間接地殺傷腫瘤細胞，從而抑制腫瘤細胞的生長，發揮其抗腫瘤作用。

銀魚

銀魚體內含有非常多的鈣，為魚類之冠，科學家稱之為「長壽食品」。假若經常食用含豐富鈣質、有機蛋白和微量礦物質組成的複合物，能有效地預防結腸癌和直腸癌的發生。

蝦蟹

富含維生素 A、維生素 B_2，具有抗氧化作用。蝦蟹貝類均含有豐富的硒，是抗癌的微量元素。較為小型的蝦類及軟殼蟹可連殼一起食用，是甲殼素的來源。研究認為甲殼素具有抗癌效果，且對生物體無毒性反應，並且有抑制惡性腫瘤細胞擴散及移轉的效果。

干貝

醫學研究發現，干貝中含有一種醣蛋白，具有破壞癌細胞生長的作用。能增強人體的免疫力，提高巨噬細胞的活性，即時清除體內發生癌變的細胞，降低癌症的發生率。

鱉

現代藥理研究，鱉甲可調節免疫功能，提高淋巴細胞的轉化率，使抗體存在時間延長，增進骨髓造血功能，保護腎上腺皮質功能，防止細胞癌變。臨床實驗證明，吃鱉肉有助於防治肝癌、肺癌、胃癌。

海蛤

海蛤所含的蛤素有生長抑制劑的作用。蛤素在蛤體中含量最高的季節是夏季。實驗指出其提取物對老鼠白血病的生長有抑制作用。

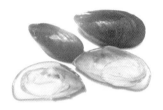

帶魚

覆蓋在帶魚身上的銀白色油脂層能防治白血病和其他癌症。科學家發現，覆蓋在帶魚身上的銀白色油脂層中含有一種抗癌成分 6- 硫代鳥嘌呤，能有效地防治急性白血病和其他癌症。

牡蠣

牡蠣肉中含有一種鮑靈成分，對某些瘤細胞株和動物腫瘤有抑制其生長的作用。

海參

海參的體內含有五十多種對人體有益的營養成分，海參含有特殊的活性營養物質，包括海參黏多醣、海參皂苷、海參膠原蛋白、牛磺酸等。海參黏多醣一般是由氨基己糖、己醣醛酸和岩藻多醣組成，具有提高免疫力等作用。海參皂苷也稱海參素，具有抗腫瘤作用。近代科學研究海參中含有抗癌抗腫瘤的褐藻醣膠，可以抑制癌細胞的生長和轉移，擁有提高人體免疫力和抗癌、殺菌的作用。

第 17 章　海鮮與過敏

　　過敏是一種慢性病，與體質有關。許多人吃海鮮會產生不同程度的過敏反應，大部分表現在身體某些部位，包括臉部、腿部、胳膊，甚至全身起疹子並伴有瘙癢症狀，嚴重者會導致身體紅腫、呼吸困難。

　　海鮮中含有過量組織胺會造成人身體不適，少數人因天生缺少分解組織胺的酵素，吃了某些海鮮會引起過敏。組織胺是在腐敗水產魚肉或蝦貝類中常見的一種化合物，它對熱非常安定，不容易被加熱方式破壞。因此一旦生成就不容易除去。有海鮮過敏體質的人要避免進食具有過敏原的海鮮。

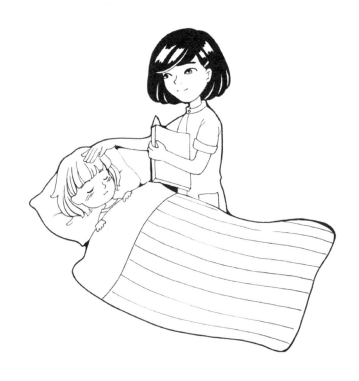

第四篇

來自大海的營養支持

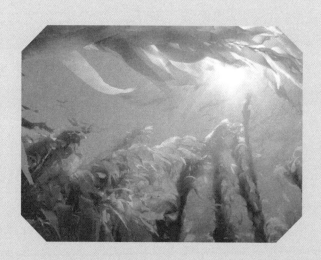

第 18 章　海洋生物提供最佳蛋白質與氨基酸

蛋白質的成分

西元 1838 年發現蛋白質，英文為「Protein」。蛋白質是構成生物主要的高分子物質，是由許多氨基酸組成。此外，蛋白質是細胞的主要成分，與生命現象息息相關。「Protein」是來自希臘文的 Prote(ios)，意思是「第一的」。由此可知蛋白質的重要性。

蛋白質的成分，主要由碳、氫、氧、氮等四種元素所構成的，其中氮的存在使蛋白質有別於醣類與脂肪。構成蛋白質的其他少量元素尚有硫、磷、鐵、銅等。其分子數量為 13000 至幾百萬不等，所以蛋白質的分子比醣類與脂肪大很多。

氨基酸是構成蛋白質的基本單位

蛋白質由二十餘種氨基酸構成，蛋白質的形成完全決定於基因對氨基酸的排序。蛋白質由很多不同的氨基酸，依照一定的比例及形式排列而成。在自然界中存在的氨基酸有 50 種以上，而對營養學而言，並存於蛋白質中的只有 22 種。

氨基酸是一種有機化合物，含有胺基（ $-NH_2$ ）以及羧基，所有蛋白質水解而得的氨基酸均屬 α - 氨基酸，亦即胺基與羧基同在一個碳上，可以結構式表之：

$$NH_2$$
$$|$$
$$R - C - COOH$$
$$|$$
$$H$$

不論是人類或單細胞的細菌，其蛋白質都是由二十餘種氨基酸構成。在蛋白質分子內，氨基酸是胺基和羧基之間的結合形成肽結合，成為長形的多肽鏈。

氨基酸有無數的排列組合方式。包括捲鏈狀、螺旋狀、球狀、平板狀、不規則的線圈狀等，讓蛋白質在生物體內完成各種工作。

氨基酸是構成蛋白質的基本單位，人體中的肌肉、韌帶、肌腱、器官、腺體、指甲、頭髮等均由蛋白質構成。酵素與荷爾蒙等，也都含有各式類型的蛋白質。

海洋生物比一般的食物具有更完整的八種必須氨基酸

要合成生命不可或缺的蛋白質，需要二十餘種氨基酸依照一定比例來合成。植物藉由光合作用可以製造出必要的氨基酸、氮及二氧化碳等，但是動物等許多生物只能夠合成一部分的氨基酸，其他的必須氨基酸需要藉由食物來攝取。

每一種蛋白質因為其氨基酸的組成方式不同，而產生各自特定的生理機能。雖然蛋白質結構複雜，但是它能在某些情況下經由酸或鹼共煮而被水解成為它們的基本成分元素——氨基酸。

目前有 22～24 種氨基酸被確定為生理上非常重要的蛋白質的基本元素。氨基酸很容易與酸或鹼結合形成鹽類，或與醇類結合成酯類。氨基酸除了是蛋白質合成的基本單位外，它更參與某些生理的特殊作用，例酪氨酸 (tyrosime) 與苯丙氨酸 (phenylalanini) 是甲狀線素 (thyroxine) 的組合成分，胰臟製造胰島素需要 7 種特別的氨基酸。

維持健康需擁有 8 種必須氨基酸：包括白氨酸、異白氨酸、賴氨酸、蛋氨酸、苯丙氨酸、蘇氨酸、色氨酸、纈氨酸。藻類富含蛋白質，使其成為蛋白質的優良來源。幾乎所有的藻類皆比一般的食物具有更完整的各類氨基酸，即表示每一個藻類細胞皆能合成所需的氨基酸，並能提供包含人體無法自行合成，需依賴食物供應的必須氨基酸。

海藻含有二十多種人體所需的氨基酸，其中重要的氨基酸大部分皆含硫氨基酸，如牛磺酸、甲硫胺酸、半胱胺酸以及它們的衍生物，這些特殊的含硫氨基酸對於開啟免疫系統的功能特別重要。

蛋白質的作用

蛋白質在我們體內發揮各種重要的作用，是人類和所有動物重要的營養成分。人體細胞的構造主要是由蛋白質構成，而生物進行化學反應必要的催化劑酵素也是蛋白質構成；生物運動、神經系統的活動、物質的輸送、免疫反應等，皆由蛋白質來進行。

從食物中攝取的蛋白質經過分解成氨基酸後才能被吸收，成為製造細胞的材料。蛋白質和碳水化合物每 1 公克都能產生 4 大卡的熱量。

蛋白質除了和生長與細胞的維持有關之外，也和肌肉的收縮有密切的關係。胰島素和其他酵素、荷爾蒙、激素及免疫系統的抗體等都是蛋白質；血紅蛋白則是負責維持將生命所需要的氧運送到全身。

蛋白質以營養性質分類

分類包括有：

1. 完全蛋白質：含有足量的必須氨基酸以供組織所需，能夠促進正常的生長速率。

2. 部分完全蛋白質：為生長發育所需，缺了它們生命仍可維持。

3. 不完全蛋白質：僅靠它們並不足以應付組織新陳代謝所需，因而不足以維持生命。

魚的蛋白質容易被人體消化吸收

魚肉含有豐富的蛋白質，因為魚肉蛋白質纖維結構較短，吃起來感覺特別好嚼，口感極佳。

魚肉蛋白質比例通常為 18 ～ 24％，能提供身體所需的各種氨基酸，屬於完全蛋白質，營養價值相當高。魚肉的肌纖維較短，蛋白質結構鬆散，質地特別軟嫩。另外，魚肉中的可溶性膠質很多，水分含量大，消化吸收率超過 90％以上，尤其適合幼兒和老年人食用。

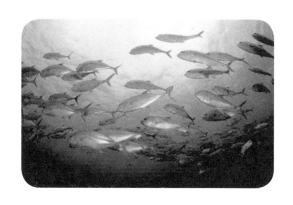

第 19 章　海藻中含有一種特殊的親醣蛋白

海藻中含有一種特殊的蛋白質叫做親醣蛋白 (lectin)。它對醣類具有親和性，因為它能跟醣類產生非共價鍵結合。親醣蛋白和細胞膜醣分子結合後會產生細胞沉降現象，是一種凝集素，故又稱為類凝集素或外源凝集素。

(1) 親醣蛋白是一種具有高度特異性的醣類結合蛋白或醣蛋白，並能藉由其辨識醣類的特性，在生物的防禦、生長、生殖、營養儲藏及共生上扮演重要的角色。

(2) 與人體免疫功能關係密切，對免疫系統的影響力不容小覷。可以促進輔助性 T 細胞分泌介白素 -II (interleukin-II, IL-II)，並能使 T 淋巴細胞生長增殖或分泌其他淋巴激素，例如干擾素、B 淋巴細胞生長因子等。親醣蛋白能更促進 B 淋巴細胞分化為漿細胞 (plasma cell)，進而提升抗體分泌。此外親醣蛋白也可使淋巴細胞結合，促進其分化。因而具有激發免疫系統的機制。

(3) 可應用於血球分離檢測、藥物載體、免疫抗體的產生及抗癌藥物的醫藥用途上。

(4) 普遍存在於陸上動植物及微生物中，富含豆科植物種子內，海藻中的特殊性親醣蛋白，已成為醫學保健的重要研發目標。

第 20 章　褐藻類特有的色素——藻褐素

藻褐素為褐藻類特有的色素

　　藻褐素學名為岩藻黃質 (fucoxanthin)，為褐藻類包括海帶、昆布、裙帶菜以及硅藻、金藻、黃綠藻等所含的黃橙色色素，是海洋生物特有的一種類胡蘿蔔素。分離出的藻褐素為紅褐色的結晶，它是葉黃質的一種，是使褐藻類呈現出褐色物質的主因，是褐藻類特有的色素。

　　海藻含各式各樣的色素，如葉綠素、胡蘿蔔素、藻藍素、藻紅素、藻褐素、葉黃素等，色素間不同的組成及含量多寡不僅賦予藻類不同的顏色，同時也對人體產生不同的作用。藻褐素為褐藻醣膠萃取過程中的另一種物質，兩種雖都為褐藻萃取物，但其功能並不相同。

藻褐素具有強大燃燒脂肪效用

　　肥胖是誘發各類慢性病的原因之一，常見病症有糖尿病、高血壓及動脈硬化等。藻褐素是科學家們在海藻中發現的物質，是一種能改善肥胖問題的有效武器。藻褐素是類胡蘿蔔素的一種，俄羅斯與日本國內外正在進行許多相關研究，但目前台灣針對藻褐素的研究和萃取技術為科學界先進，藻褐素具有燃燒脂肪與減少內臟脂肪等強大功效，除了對代謝症候群有顯著效果外，更具有抗老化作用及預防癌症等多功能。

以老鼠為對象的實驗中發現，定期添加藻褐素食物的小鼠體重下降了 5 ～ 10%。此外藻褐素也能使肝臟產生 DHA，降低肥胖及心臟病相關的低密度脂蛋白，目前為止發現藻褐素在降低人體肥胖問題時，不會帶來任何有害副作用。

藻褐素和生熱作用

肥胖主要為體內脂肪組織蓄積脂質引起，脂肪組織中有白色脂肪組織 (white adipose tissue, WAT) 褐色脂肪組織 (brown adipose tissue, BAT)。其中白色脂肪組織會將過量的熱量囤積為中性脂質，可以說，增加白色脂肪組織是導致肥胖的主因；褐色脂肪組織則能夠將脂肪分解，產生熱能維持體溫，同時亦可消耗剩餘之熱量。

生熱作用是個術語，描述熱量的產生，生熱作用依賴於新陳代謝率，同時出現在肌肉和脂肪組織中。藻褐素顯示能同時燃燒白色和棕色脂肪組織的能力，身體中的白色脂肪組織與褐色脂肪組織這兩種組織的形狀與機能完全不同，白色脂肪組織若在持續攝取過多脂肪時，將反覆進行細胞分裂。一般健康成人的白色脂肪組織約為 300 億個，相較白色脂肪組織，褐色脂肪組織的體積就顯得較小，褐色脂肪組織擁有許多負責代謝能量的粒腺體，從人類出生時起便開始持續減少。

一項有關藻褐素和脂肪代謝的研究報告顯示，利用前驅脂肪細胞 (3T3-L1) 進行脂質蓄積抑制試驗中，分別添加 10μm 與 25μm 的藻褐素，發現其脂肪蓄積減少量分別達 32% 與 80%，亦即具有抑制脂肪細胞分化的效果；另由其白色脂肪組織中發現解偶聯蛋白 -1 或稱為去偶合蛋白質 -1(UCP-1) 可使體內脂肪高效率的燃燒，進而消除脂肪堆積、防止肥胖。藻褐素具有抑制脂肪蓄積，同時加速其燃燒的功能，能有效解決肥胖問題，具有進一步研製為瘦身或健康食品的潛力。

藻褐素能減少腹部脂肪

臨床證明具有非興奮劑生熱作用，能促進減肥、減少腹部脂肪，與興奮劑、代謝增強劑 (例如麻黃、咖啡因、瓜拉那) 不同，藻褐素不影響心血管、血壓、交感神經系統的作用。

藻褐素繞過神經系統使身體產生熱作用，加速解偶聯蛋白 -1 的產生，藉由引起生熱作用，支持其非興奮劑的特質，它繞過腎上腺素受體，以負責代謝能量的粒腺體進行脂肪轉換能量。

2006 年，以 Abidov 為首的俄羅斯免疫病理學會教授，協同莫斯科國立體育競賽研究院的研究人員，進行了兩項臨床試驗，這些臨床試驗首次確認藻褐素對於體重管理的功效。

腹部脂肪過多，存在的健康風險遠高於其他部位脂肪，臨床試驗結果表明，藻褐素能有效減少脂肪覆蓋於腹腔器官，特別是肝臟、網膜等部位。隨著飲食和生活方式的變化，加速腹部脂肪的新陳代謝，讓體重達到正常水準。

藻褐素能改善心臟以及肌肉功能的表現

另項研究結果表明，給老化小鼠同時補充褐藻醣膠合併藻褐素，比單獨補充褐藻醣膠或褐藻素更能改善心臟及肌肉功能的表現。

此研究發現了褐藻醣膠介入的有效性，其與褐藻素合併補充產生的協同效應，更能在年長人口中改善心臟以及肌肉功能。

目前在台灣水產研究所的研發下，達到高穩定度藻褐素的研究成果，大幅提升藻褐素穩定度，證實具有調降血脂及血糖功能。

第21章　海藻和蝦蟹含有多醣體

海藻和微藻中含有不同種類的多醣體，蝦蟹的外殼也含有甲殼素多醣體，這些多醣體在醫療保健上皆具有重要的地位。

何謂多醣體

「醣」就是所謂的碳水化合物，它帶有氧分子 (O) 與氫分子 (H)，兩者的比例和水分子一樣是 1：2 也就是二氫一氧，皆屬於醣類。其中結構最簡單的醣類稱為「單醣」，例如葡萄糖；由兩個單醣組成，稱之為「雙醣」例如麥芽糖與蔗糖；而整體結構由十個以上的單醣所成的物質，則稱之為「多醣」，通常稱呼多醣時會在後面加上一個「體」字，以突顯這類碳水化合物的結構很大。

多醣體 (polysaccharide) 由多個單醣分子脫水以醣苷鍵連接在一起組合而成，單醣是由 5 或 6 個的碳水化合物結構所組成。多醣體屬於醣類的一種，可成直鏈或者有分支的長鏈，是一種分子結構複雜且龐大的醣類物質。其水解後得到相應的單醣和寡醣，例如用來儲存能量的澱粉和糖原，以及用來組成生物結構的纖維素和甲殼素。

纖維素和甲殼素是兩種組成生物結構的多醣。纖維素構成植物的細胞壁，是地球上數量最多的有機分子。甲殼素結構和纖維素類似，但支鏈中含有氮，所以強度更高，其存在於節肢動物的外骨骼和真菌細胞壁中。目前醫學研究的重要方向之一為探討多醣體對於調節人體免疫的功能，也就是對醣類免疫學之科學研究。

多醣體不僅能活化巨噬細胞，也可加強人體的 B 細胞及 T 淋巴細胞。因此，多醣體已知的功能包括促進巨噬細胞活化、自然殺手細胞括化、淋巴球細胞分泌細胞激素 (cytokine)、免疫細胞產生抗體、調節

T 淋巴細胞的功能、誘導干擾素等,可強化人體的免疫系統。

多醣體常由略帶修飾的重複單元構成,由於結構不同,多醣體高分子和構成它的單醣分子性質迥異、無定形,甚至不溶於水。

多醣體的主要功能

多醣體不僅營養價值極高,優質多醣體能有效調節生理機能、增強體力。多醣體的免疫功能極強,尤其能活化重要的免疫細胞和巨噬細胞,因此常被稱為免疫系統的「守衛者」,它們隨著血液在體內循環,吞噬病毒、細菌、黴菌、癌細胞及其他可能有害的入侵物。藉由多醣體在血清及細胞免疫能力的增強,達到抗癌、抗病之功能。

台灣在國科會的國家級研究計畫中,曾經做過五次大規模實驗,每次實驗的雞禽超過一百隻,在每公噸飼料中混入 0.5 公斤 70%濃度的多醣體,經二十四小時後,發現雞隻不僅血液中的干擾素及自然殺手細胞活性顯著增加,單一劑量的效果甚至可持續 48 小時以上,這項實驗充分顯示多醣體的免疫調節能力。

多醣體具有抗老化、抗自由基、解毒、降低膽固醇之作用,在口服多醣體效能的研究中,科學家發現多醣體在增進細胞功能、降低膽固醇能提供良好效果,可有效幫助糖尿病患者降低血糖。

多醣體有助縮減惡性瘤腫,臨床上用多醣體處理腫瘤的病患皆獲得較良好的效果,可使患者復原加速,傷口疼痛感減低。多醣體具有良好的抗癌效果,然而每種多醣體的效用都不盡相同,它們各自擁有獨特的功效及對某種癌症的療效。

第 22 章　岩藻醣是褐藻中最珍貴的單醣

岩藻醣的存在

　　岩藻醣 (fucose；Fuc) 是人體所需的重要醣分，能由甘露糖轉化而成，是細胞與細胞間溝通的重要元素，是維護健康的重要含六碳單醣類。岩藻醣富含於海藻、螺旋藻、綠藻、菇蕈類及啤酒酵母中。靈芝萃取物中也含有岩藻糖；岩藻醣尤以在褐藻中含量較高，容易與果糖 (fructose) 混淆，兩者是不一樣的醣類。

岩藻醣為人體所需的重要醣分

　　岩藻醣以醣蛋白及醣脂肪形式廣泛存在於身體，尤其是神經、腎小管、睪丸及皮膚；其主要以尿液排泄，在懷孕晚期及哺乳期時會在尿液中增加，表示胎兒晚期發育及母體轉移免疫力皆需要岩藻糖結合物，同時人類乳汁中也含量甚多。岩藻醣在神經系統，尤其睪丸、腎臟、神經突觸及皮膚外層皆有相當高的濃度。與神經細胞的訊息傳遞、腎功能、生殖功能及皮膚保濕皆有關係。

岩藻醣的主要生理功能：

　　對於免疫系統岩藻糖扮演調節者的角色，使免疫反應適當，免於過度反應或反應不足。岩藻糖亦可抑制白血病及乳癌的惡化，有助於改善大腦傳導訊息的能力，增強記憶能力。

岩藻醣的主要生理功能：

　　▲神經傳導。

　　▲抑制癌細胞的生長或轉移。

　　▲預防呼吸道感染。

　　▲增強生殖機能。

　　▲維護腎臟功能。

　　▲保護皮膚，調節膠原蛋白的生成。

　　▲調節免疫機制。

岩藻醣具有多種免疫調節的功能：

　　①能調控 IL-1 基因的表現

　　②能刺激發炎激素 (imflammatory cytokine) 的表現

　　③調節蛋白激酶的代謝途徑

　　④誘導 Toll-Like Receptor 的合成

　　⑤調節單核細胞 (mononuclear cell) 的分化

　　⑥增強自然殺手細胞 (NK cell) 的細胞活性，對抗自然殺手細胞
　　　敏感之腫瘤細胞。

　　在 1970 年即發現靈芝多醣體含有岩藻醣，有提升免疫系統的活
性，近年來更發現岩藻醣之高分子活性醣蛋白，可促進免疫細胞中的
自然殺手細胞及巨噬細胞的增生與加強活性，亦能刺激臍帶血中的幹
細胞群，有調節體內免疫系統的功能。

第23章　海生動植物富含不飽和脂肪酸

脂肪酸是構成脂質的主要成分

脂肪酸 (fatty acid) 由一長串碳氫鏈所組成，是構成脂質的主要成分。這些脂肪酸依雙鍵可分為不含雙鍵的飽和脂肪酸及含有雙鍵的不飽和脂肪酸。其中不飽和脂肪酸可由雙鍵的數目，再細分為單個雙鍵的單元不飽和脂肪酸，和多個雙鍵的多元不飽和脂肪酸。

海藻的脂肪酸含量很少，僅 $1 \sim 5\%$，所含的某些特殊脂肪酸對人體健康有很大幫助。海藻中除了棕櫚酸、肉荳蔻酸、月桂酸及硬酯酸等飽和脂肪酸外，還有含有多種不飽和脂肪酸。例如海帶、羊栖菜及裙帶菜中含有油酸，亞麻油酸及次亞麻油酸等，後兩者是人體必需的不飽和脂肪酸，也就是人類無法自行合成的脂肪酸，包括了 ω-3 (Omega-3) 系列中的重要脂肪酸。

脂肪酸的類型

人體中含有各種脂肪，對健康影響有利有弊。其中包含反式脂肪、飽和脂肪酸、單元不飽和脂肪酸、多元不飽和脂肪酸四種。脂肪進入體內會被分解成三酸甘油脂和脂肪酸。來自不同食物的脂肪會分解成不同的脂肪酸。這些脂肪酸依碳鏈飽和程度可分為沒有碳雙鍵的飽和脂肪酸和含有碳雙鍵的不飽和脂肪酸。

不飽和脂肪酸可由碳雙鍵的數目細分為含有單個碳雙鍵的單元不飽和脂肪酸 (monounsaturated fatty acid) 其分子中只有一個雙鍵，而多元不飽和脂肪酸 (polyunsaturated fatty acid) 是兩類不飽和脂肪之一，分子中有多於一個雙鍵，其餘皆為單鍵。

單元不飽和脂肪酸屬於非必需脂肪酸 (non-essential fatty acid)，可在體內合成，例如 ω-9(Omega-9) 系列脂肪酸。常見的此類脂肪包括棕櫚烯酸及油酸，是橄欖油的最主要成分。芥花籽油、花生油、菜籽油及果仁等含有較多這類油脂。這類油脂在室溫下呈液體狀態。

多元不飽和脂肪酸分成 ω-3(Omega-3) 與 ω-6(Omega-6) 兩個系列。多元不飽和脂肪酸是屬於必需脂肪酸 (essential fatty acids) 必須由食物中取得，無法在人體內自行合成。

ω-3 脂肪酸 (Omega-3 fatty acids) 又稱 n-3 脂肪酸。

ω-3 脂肪酸成分主要有三種：

【第一種】

來源於植物的 α-亞麻油酸 (α - linoleic acid； α -LA 或 ALA)，是含有三個雙鍵的多元不飽和脂肪酸。ALA 存在於植物中，其理想的亞麻油酸來源包括海帶、海帶芽等。

【第二種】

為二十碳五烯酸 (EPA)(Eicosapentaenoic Acid)，含 5 個不飽和鍵。

【第三種】

二十二碳六烯酸 (DHA)(Docosahexaenoic acid)，含 6 個不飽和鍵。

EPA 與 DHA 的主要來源是富含油脂的魚類，例如：鰹魚、鮭魚、鮪魚、鯖魚、鯡魚。而瘦肉較多的白肉魚則含少量的 EPA 與 DHA，例如：鱈魚、鰈魚。

ω-6 系列的脂肪酸包括亞麻油酸；LA(linoleic acid)、 γ - 亞麻油酸；GLA(Gamma linoleic acid)、花生烯酸等。

脂肪可分為劣質脂肪和優質脂肪

劣質脂肪包括反式脂肪與飽和脂肪酸。大部分的飽和脂肪來源為動物性脂肪，例如牛肉、家禽類和乳製品。反式脂肪大多來自加工食品，包括人造奶油等，劣質脂肪的飽和脂肪酸和反式脂肪都會提高罹患心血管疾病的風險，會增加血液中的低密度膽固醇 (LDL) 含量，其中以反式脂肪的危害最大。

優質脂肪是指單元不飽和脂肪酸、多元不飽和脂肪酸。單元不飽和脂肪酸穩定性較多元不飽和脂肪酸高。單元不飽和脂肪有助於降低低密度脂蛋白 (LDL) 俗稱為「壞膽固醇」，並能提高高密度脂蛋白 (HDL) 俗稱為「好膽固醇」。多元不飽和脂肪酸有降低壞膽固醇 (LDL) 的效果，但同時也會降低好膽固醇 (HLD) 的吸收，屬於不安定油脂。

ω-6 脂肪酸的代謝途徑

大豆、玉米、向日葵、紅花、棉籽、芝麻等蔬菜油皆含有豐富的亞麻油酸 (LA)，可以在人體內經由 δ-6- 去飽和轉化酵素 (delta-6-desaturase) 轉換成活性更強的 γ-亞麻油酸 (GLA)。但是 δ-6- 去飽和轉化酵素的活性會受到很多因素的限制，例如：老化、病毒感染、高飽和脂肪酸、高糖、高膽固醇飲食、過多酒精、糖尿病、輻射線、癌症等。因此，雖然食用許多的 ω-6 脂肪酸，但是能真正轉換成有生物活性的 γ-亞麻油酸 (GLA) 僅只少數。

少數患者因遺傳因素，天生無法充分製造出 γ-亞麻油酸。

好的花生油酸和壞的花生油酸必須維持平衡才能帶來健康。如果「壞」的花生油酸過多就容易產生心臟病、高血壓、第二型糖尿病、發炎、自體免疫疾病、癌症及憂鬱症等。

有豐富的 γ-亞麻油酸不代表一定會產生「好」的花生油酸，它

也可能被 δ-5- 去飽和轉化酵素 (delta-5-desaturase) 轉化成花生烯酸，然後產生「壞」的花生油酸。好在體內有可以抑制 δ-5- 去飽和轉化酵素的物質，例如 EPA 就會抑制花生烯酸的產量，使得「壞」的花生油酸也跟著減少。反之，也有可以活化 δ-5- 去飽和轉化酵素的物質，例如胰島素。當血中胰島素量增加時，「壞」的花生油酸也會跟著增加，結果就會導致血管收縮，血壓升高。

　　類固醇會抑制所有花生油酸的生成，無論是「好」的或「壞」的花生油酸，長期服用類固醇的人會造成嚴重的免疫力下降。

亞麻油酸 → δ-6- 去飽和轉化酵素 → γ-亞麻油酸 → 雙倍-γ-亞麻油酸 → 好的花生油酸

亞麻油酸 → δ-6- 去飽和轉化酵素 → γ-亞麻油酸 → 雙倍-γ-亞麻油酸 → δ-5- 去飽和轉化酵素 → 花生烯酸 → 壞的花生油酸

花生油酸的生理功能

「好」的花生油酸	「壞」的花生油酸
抑制血小板的凝集	促進血小板的凝集
血管擴張	血管收縮
支氣管擴張	支氣管收縮
抗發炎反應	促進發炎反應
控制細胞增生	促進細胞增生
加強免疫系統	壓抑免疫系統

必需脂肪酸重要功能

ω-3 與 ω-6 脂肪酸皆需從食物中獲取的必需營養素。隨著年齡增長，體內由 ALA 合成 DHA 的能力隨之減退，因此老年人可能 DHA 缺乏。必需脂肪酸是體內細胞膜和組織的重要成分，必需脂肪酸可以轉變成體內重要的調控物質。

必需脂肪酸的功能包括：維持體內正常免疫系統機能、體內賀爾蒙合成、調節血壓、調節肌肉與神經機能、調節細胞膜機能、調節細胞含氧量、緩和炎症、預防關節炎、提供器官所需能量、降低血清 LDL 膽固醇、抗腫瘤、促進學習腦力和記憶力、促進眼睛網膜機能、腦神經機能以及防止老化等。

ω-3 脂肪酸的功用包括增加細胞膜彈性、改善胰島素抗阻、降低血壓、三酸甘油脂及 LDL 膽固醇、預防心血管疾病、減輕發炎反應、治療類風濕性關節炎、抑制腫瘤生長以及改善憂鬱症。

ω-3 脂肪酸可以作為血小板抑制劑，避免血小板在冠狀動脈和其他地方形成血塊。它能使血液變得較稀薄，使血液自由流動。

Omega-3 具有消炎作用，能舒解關節炎的不適感覺。臨床研究證實能減輕晨間的僵硬不適、緩和關節腫痛、消除偏頭痛。Omega-3 能使皮膚均衡保濕及保持健康。它能強化細胞膜，使真皮層分泌出膠原和彈性纖維，幫助消除皺紋和細紋，預防皮膚鬆弛。

γ - 亞麻油酸，母乳中所含重要的一種必需脂肪酸 (母乳中含 30～60mg/ 公升，嬰兒每天需求約為 20～50mg)。γ - 亞麻油酸對於異位性皮膚炎 (ectopic skin disease) 具有緩和作用，並能改善生理疼痛、改善酒精代謝、抑制脂肪肝，緩和痛風等。

ω-9 系列單元不飽和脂肪酸，尤其高油酸品種的葵花油、紅花籽油、苦茶油、黃豆油等富含 ω-9 脂肪酸，其氧化穩定性高，可耐高溫油炸。近來醫學報導，認為油酸可降低血清 LDL 膽固醇及預防動脈硬化的風險，而它是否能提升或確保 HDL 膽固醇仍有爭議。

飲食中歐米伽 6 與歐米伽 3 應有適當的比例

聯合國糧農組織的必需脂肪酸攝入建議是，飲食中歐米伽 6 與歐米伽 3 比例應該為 5：1 或者 10：1。理想上 ω-6 與 ω-3 的比例不可超過 4：1，最好為 2：1 或 3：1。

現代民眾往往食用過量的植物油，例如大豆油、玉米油、葵花油、紅花籽油、棉花籽油等，使得 ω-6 的攝取量常常達到 ω-3 的 20～30 倍。ω-6 與 ω-3 的比例愈高時，過度產生「壞」的花生油酸機會就愈高，一旦「壞」的花生油酸增多，就很容易導致癌症、動脈硬化、心肌梗塞、腦中風、風濕、過敏、憂鬱症等疾病。

調整 ω-6 與 ω-3 比值的最好的辦法是一方面減少 ω-6 植物油的攝取量，一方面提高魚肉或魚油的攝取量。

DHA 是人體中重要的脂肪酸之一，這一種 Omega-3 的多元不飽和脂肪酸 (polyunsaturated fatty acids; PUFA)，為大腦與神經組織中細胞膜的主要成分。

ω-3 (Omega-3) 系列多元不飽和脂肪酸

常見名稱	脂肪酸名稱	化學名稱
次亞麻油酸 α-Linolenic acid (ALA)	18:3 (ω-3)	Octadeca-9, 12, 15-trienoic acid
二十碳五烯酸 Eicosapentaenoic acid (EPA)	20:5 (ω-3)	Eicosa-5,8,11,14,17-pentaenoic acid
二十二碳六烯酸 Docosahexaenoic acid (DHA)	22:6 (ω-3)	Odcosa-4,7,10,13,16,19-Docosahexaenoic acid (DHA) 22:6 (ω-3) hexaenoic acid

　　DHA 一般存於深海的魚類之中，在傳統上作為保健食品的 DHA 是從深海野生魚油中提取而出。但易氧化、有魚腥味、提取率極低、生產技術複雜且產品成本高，又因深海魚類可能遭受海洋污染有鉛和汞等重金屬含量過高及戴奧辛殘留的問題。因此，研發生物技術，從海中微藻萃取 DHA 為現代科技的新里程碑。

DHA 來源之比較

種類	植物性微藻來源 DHA	海中動物來源 DHA
來源	純淨無污染的人工鹹水湖中培養	鮭魚、鮪魚、鱈魚、海豹、海狗或鮫鯊等動物皮下脂肪或眼窩
製程	沒有累積海洋汙染問題	潛藏重金屬污染問題
葷素	不含動物性成分，素食者可食用	素食者不能食用
味道	沒有魚腥味	有魚腥味
人道	純天然植物來源	需大量殺害動物，極不人道

魚油和魚肝油完全不同

魚肝油由魚的肝臟中提煉出來，主要為維生素 A 和維生素 D，具有幫助骨骼生長、預防乾眼症等功效。食用過量會增加肝、腎額外的負擔，造成中毒現象。

魚油中的 Omega-3，從魚的脂肪中取得，吃多無益也無害。

魚油食用的注意事項

患有血友病或凝血障礙的人不適合吃魚油，以免造成凝血功能不足，魚油會影響凝血機能，所以孕婦補充 DHA 以魚類為主為佳，不可單獨補充魚油，因為可能會增加出血機率。魚油不宜與鈣片一起吃，因為油酸和鈣離子會產生皂化反應，有時會造成腹瀉。

魚的脂肪含有較多的 EPA 和 DHA，烹煮時為防止油質流失，最好食用生魚片。以煮或烤的方式大約會流失 20%，因此煮魚湯時最好連湯汁一起喝。最差的是油炸的方式，大約會流失 50 ～ 60% 的 EPA 和 DHA。

第 24 章　海洋生物中富含膠原蛋白

膠原蛋白的存在

膠原蛋白（collagen）是構成動物表皮、骨骼、骨髓等組織的主要蛋白質，在魚類則為魚鱗的主要成分。

膠原蛋白由 3 條多胜肽（polypeptides）所組成的三股螺旋立體寬約 15 毫米（mm）的帶狀結構。其外附著了鈣、磷、鹽類礦物質。在顯微鏡下看到的纖維呈無色透明狀。

膠原蛋白的主要成分

膠原蛋白是分子量較大的蛋白質。氨基酸是合成膠原蛋白的主要成分，並以甘胺酸（glycine）、脯氨酸（proline）、羥脯氨酸（hydroxyproline）為主排列而成。氨基酸的組成不同、結構不同，就會形成不同型態的膠原蛋白，但不管是哪一種型態的膠原蛋白，都需要維生素 C 作為輔酶來幫助氨基酸合成為膠原蛋白。

膠原蛋白並不溶於水；若和水一起加熱，將轉變成易溶於水的小分子膠質。我們攝取到膠原蛋白的形式即是膠質，當它到達腸內時就會因蛋白質分解酵素的作用而轉變成胜肽和氨基酸。

膠質可分動物性及植物性兩種型態

(1) 動物性膠原蛋白型態：

存在動物體內，有 4 型最為重要：

〔第 1 型〕

存在於結締組織、肌腱、皮膚、血管壁、肌纖維膜、軟骨、骨骼及牙齒的有機質中。

〔第 2 型〕

存在於軟骨、眼球玻璃狀體、軟骨中。

〔第 3 型〕

存在於肉芽組織、血管壁、皮膚、腸管道、子宮壁中。

〔第 4 型〕

存在於眼球晶狀體、微血管壁及腎絲球體的過濾層構造中。

海中生物來源：

魚頭、海蔘、鮑魚、魚肚 (鰻魚、黃魚的魚鰾中)、魚翅。

(2) 膠原蛋白植物性型態：

阿膠 (agar)：海中生物來源：從各種海藻中萃取出來。

膠原蛋白在人體內的分佈

在骨骼和骨髓中的膠原蛋白，能幫助鈣質往骨骼沉澱，所以膠原蛋白被認為具有提高骨質密度以及預防骨質疏鬆症的功效。

骨骼之中的膠原蛋白以第 1 型 (Type I) 以及第 2 型 (Type II) 為主，第 1 型膠原蛋白是所有膠原蛋白中含量最多的型式，醫學應用在修復疤痕等方面。第 1 型膠原蛋白廣泛存在於韌帶、皮膚、血管壁、牙齒以及硬骨中；而軟骨之中，則以第 2 型膠原蛋白為主。

膠原蛋白的效用

膠原蛋白的主要功用為維持張力、彈性以及組織架構，膠原蛋白和支撐身體活動的骨骼、軟骨、韌帶有密切關聯。骨骼和骨骼連接的軟骨組織內有膠原蛋白，骨骼和肌腱連接的韌帶也含有膠原蛋白。因此，擁有足夠的膠原蛋白，可使骨骼保持一定的張力與強度，不易斷裂。正常關節表面應經常保持潤滑，但由於磨損緣故潤滑度會逐漸喪失，膠原蛋白可以增加關節潤滑度，促進關節表面細胞組織的再生能力，減緩關節疼痛。

皮膚之所以會失去彈性產生皺紋，是由於真皮膚的膠原蛋白老化。故補充足夠的膠原蛋白，不但可以去除皺紋、恢復彈性，同時也可提高肌膚保濕功效，使皮膚光鮮亮麗。

人體免疫力高低與免疫球蛋白的生命力有關，淋巴球與巨噬細胞和膠原蛋白結合時，可提高免疫機能。

當體內血小板接觸到膠原蛋白時止血功能更佳，人體膠原蛋白量太少時，傷口血液則不易凝固。醫院手術時，為了抑制手術出血，常使用膠原蛋白使用於傷口上。

膠原蛋白的主要來源

膠原蛋白常被當作果凍和營養補充品之使用，大多取自牛、豬等動物身上的皮或骨骼等部位，現今也開始以魚鱗、魚皮和魚骨萃取，魚鱗膠原蛋白開始受到大眾的注意。

魚鱗膠原蛋白和用牛皮、豬皮調製出來的膠原蛋白相比，分子量較小、容易消化。經酵素水解後的魚鱗膠原蛋白可做到胜肽級，分子非常小，因分子非常細小，人體可直接吸收，不會被高溫或胃酸破壞。

膠原蛋白僅存於動物,由豬腳、豬皮中攝取,但是要承擔同時攝取多量的脂肪、膽固醇,造成肥胖及心血管疾病的風險。以生化科技魚鱗萃取之魚鱗膠原蛋白,幾乎不含脂肪和膽固醇,是補充膠原蛋白非常好的來源。素食者可從植物取得膠原蛋白,因為有些植物膠質結構與膠原蛋白近似,雖分子序列較小,但攝取後同樣可以取得合成膠原蛋白的氨基酸原料,例如洋菜、珊瑚草等。

膠原蛋白會隨年齡流失

新陳代謝的緣故使細胞有自然生長與死亡的循環規律。膠原蛋白流失快速,組織保水性變差,皮膚會出現沒有彈性的皺紋,骨頭也因失去膠原蛋白的張力容易發生骨折,這也是為什麼老年人一旦跌倒,情況會比年輕人來得嚴重。

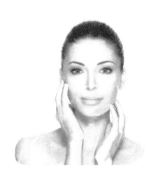

膠原蛋白在體內隨年齡增長的含量變化如下:

1. 從出生到 20 歲的期間會逐漸增加,

2. 20 歲到 50 歲之間則保持不變,

3. 50 歲以後逐漸減少,

4. 70 歲則保持在最小含量。

50 歲以後膠原蛋白開始流失,身體機能與代謝能力開始走下坡,因此建議從 50 歲起需注意膠原蛋白的補充。

口服膠原蛋白的迷思

最重要是要飲食均衡、攝取足量蛋白質、維生素 C 和維生素 E，並降低人體內自由基的形成，以減緩膠原蛋白流失。目前尚未有科學證實口服膠原蛋白可補充膠原蛋白的功效，唯有均衡飲食才能適量地補充人體流失的膠原蛋白。

口服液型的膠原蛋白，溶於水的穩定性不佳，容易變質或蛋白質變性，在加工過程中極易受污染。口服液膠原蛋白因為口感好，需添加更多附型劑防腐劑與人工香料，無形中便會攝取更多熱量，其膠原蛋白量不足以提供人體每日所需量。膠原蛋白與其他蛋白質食物相同，經過腸胃道消化，轉變成小分子的氨基酸型態後，可以為身體利用，也包括重新組合成膠原蛋白。

第 25 章　甲殼素爲蝦蟹及昆蟲等甲殼的重要成分

甲殼質近於構成皮膚的角蛋白

甲殼素 (Chitin ; chitosan)，又名幾丁質、甲殼質或殼多醣。是一種含氮的多醣類物質，為蝦、蟹、昆蟲等甲殼的重要成分，化學名為8-(1,4)-2- 乙醯氨基 -2- 脫氧 -D- 葡聚糖，也稱為 N- 乙醯基 -D- 葡糖胺，分子結構「$(C_8H_{13}O_5N)n$」。甲殼素常見於真菌的細胞壁和節肢動物如蝦、蟹或昆蟲的外骨骼。在功能上，則近於構成皮膚的角蛋白，因為具有這些特性，幾丁質在醫學和工業上具有實用價值。

甲殼素是一種具有多種功效的機能性食品，有帶正電荷的特性，故可吸附體內的重金屬、膽固醇、脂肪等人體不需要或過量的物質。

甲殼素的功效

甲殼素在體內以帶正電的陽離子形態出現，可與膽酸和膽鹽結合，抑制小腸對膽固醇的吸收，不但減少膽固醇在肝臟的堆積量，也降低壞膽固醇 (LDL) 的濃度，提高好膽固醇 (HDL) 的含量。

甲殼素在胃中具有能溶解及吸附油脂、膽固醇的獨特能力，又因其幾乎無法被消化，所以可以阻止油脂在消化道中被吸收，可以應用成為安全減重與降低膽固醇的方法，因此對於預防動脈硬化及心血管疾病有很好的效果。甲殼素已知的功效為可以降低血中的膽固醇與三酸甘油脂，並具有某種程度的減重效果。

研究報告指出對於癌症、免疫力的提昇與糖尿病可能具有功效。甲殼素可促進腸內有益菌叢的繁殖，抑制有害菌叢的滋生，減少大腸菌生長的機會，達到健胃整腸的功效。甲殼素的成分幾丁質與幾丁聚醣是不被人體吸收的一種高分子聚合物。研究結果顯示，添加在食品中的甲殼素會被人體游離離子吸附而使食鹽附著其上，保留食品原來的風味，但不致使食鹽被人體過度吸收。甲殼素可以吸附銅、鎘、鋅、鈾等重金屬，並排出體外。

甲殼素具有抗癌效果，且對生物體無毒性反應也發現甲殼素有抑制惡性腫瘤細胞擴散及移轉的效果。

甲殼素的注意事項與禁忌

甲殼素在清除體內毒素的同時，會將一些人體所需的維生素、礦物質或營養素一併吸附排出，若長期服用甲殼素，而無配套措施，可能會有缺乏維生素或營養不良等情形發生；故建議服用甲殼質時應儘量避開與正餐同時服用，或於服用甲殼質期間加強其他營養素的攝取，以避免導致營養不良。三餐連續服用甲殼素者，不可超過兩個月，否則將造成脂溶性維生素缺乏。

甲殼素需在用餐前約半小時內食用，使其能先行分佈在消化道中，等待食物的降臨；食用時，需多飲水以免造成腸道的阻塞，甚至造成便秘的現象。

雖然甲殼素被認定為非過敏食品，但如果對甲殼類食物極度過敏，或是孕婦、正在哺乳期間的婦女，建議不要食用。

第26章　蝦紅素廣泛存在於魚蝦蟹類及海藻類中

蝦紅素是一種天然的紅色色素

蝦紅素 (astaxanthin) 又稱為蝦青素。為廣泛存在於動物類的鮭魚、鱒魚、鯛魚、蝦類及植物的藻類、微生物體中葉黃素類的色素中。蝦紅素是一種天然的紅色色素，本身呈現橘紅色，為脂溶性分子，屬於類胡蘿蔔素的一種。

蝦紅素最早是於西元 1938 年由諾貝爾獎得主 Dr. Kuhn 在龍蝦體內發現，雖然蝦紅素廣泛存在於甲殼類和魚類身上，卻僅有植物及藻類可合成蝦紅素，動物體內沒有合成能力，需藉由食用藻類或魚蝦蟹類等才可獲得。

蝦紅素主要來源為紅色酵母菌，也可由蝦殼與多種微藻類萃取。微藻類的單細胞浮游生物在陽光過強或養分不足的惡劣環境中，會大量製造蝦紅素等抗氧化物質來自我保護；蝦蟹則為經由攝食藻類，將蝦紅素及蝦紅素的前驅物質儲存於體內。以含量而言，紅藻所含的蝦紅素濃度要高出紅色酵母菌與甲殼類動物數倍。

從微藻類提煉出的蝦紅素需經由人體的酵素處理結構鏈中，有酯類後才可被吸收，相對來說，酵母菌 (Phaffia rhodozyma) 生產的蝦紅素為較易為人體吸收的遊離態，目前有利用生物技術中的基因轉殖，產生紅酵母變異株 (Xanthophyllomyces dendrorhous) 大量生產蝦紅素。

螃蟹、蝦子的外殼皆為青綠色，經煮熟後則呈現出紅色。這個原因跟蝦蟹體內的蝦紅素有關。蝦紅素在遊離、自由狀態時，呈現略帶粉紅的橙黃色，在蝦蟹未加熱前，外殼中蝦紅素和甲殼蛋白質結合，蝦紅素的 3D 形狀結構被扭曲，進而吸收光線波長改變呈現出青綠色。蝦紅素可與不同種類的蛋白質結合，使外殼呈現紅橙、黃、綠或是藍紫等顏色。當下鍋加熱後會使體內大部分的色素遇高溫而分解，但蝦紅素遇高溫不會被破壞，因此煮熟的螃蟹、蝦子會顯現鮮艷的橘紅色。

哺乳動物例如人類，因為體內無法自行合成蝦紅素，所以需要藉由飲食來攝取。西元 2000 年蝦紅素獲得美國 FDA 核可為膳食補充品，從原本的飼料添加劑或是食用色素，躍升到保養品、保健食品。

蝦紅素的生理保健功能

蝦紅素具有潛在而多元的生理保健功能。許多學術研究已證實蝦紅素具有抗發炎、抗癌、改善胃部疾病以及預防心血管疾病等功能。蝦紅素具有強大的抗氧化能力，為脂溶性之抗氧化劑。與其他抗氧化劑相較下，更具有抗氧化之功效，因此有「超級維生素 E」之美稱。

蝦紅素是天然強抗力氧化劑。蝦紅素結構中的羥基和酮基構成 α-羥基酮，其結構能夠提供電子給自由基 (free radical)，或是吸引自由基的未配對電子以捕捉自由基，阻斷脂質氧化的連鎖反應，進而保護細胞膜及 DNA，效用更勝 β-胡蘿蔔素、維生素 E 等抗氧化物質。

蝦紅素具有消除自由基的能力，可減少氧化型的低密度脂蛋白 (LDL) 產生。動物實驗發現，蝦紅素可以增加高密度脂蛋白 (HDL) 在血中的含量，以及在動物實驗發現蝦紅素可降低心肌梗塞面積。

蝦紅素可降低糖尿病患所產生代謝異常的情形，包括高血脂、氧化壓力、發炎、肝腎功能以及改善凝血現象。統合這些功能，說明蝦紅素具有減緩糖尿病併發症產生的功效。

蝦紅素可通過血腦屏障 (blood brain barrier, BBB)，可進入腦部、神經系統。蝦紅素抗氧化的功效，可保護中樞神經，預防老年癡呆症、帕金森氏症等神經性疾病的發生。

蝦紅素亦可通過血視網膜屏障 (blood-retinal barrier)，使眼睛免於受到自由基之傷害，改善視力。蝦紅素可減少視網膜的光接受器因 UV 光的傷害，避免視網膜組織的氧化傷害，改善睫狀肌體的肌肉功能、預防白內障，故蝦紅素是眼睛健康的重要因子。

蝦青素與其他類胡蘿蔔素抗氧化劑不同之處，在於一般抗氧化劑無法通過血腦屏障進入腦部和眼睛。對於人體而言，蝦青素不會被轉化為維生素 A，因為維生素 A 過量會對人體有害。

當脂質和組織暴露在陽光下，特別是 UV 光，會導致單氧分子和自由基的產生，進而造成脂質和組織產生光氧化傷害。蝦紅素比 β-胡蘿蔔素能更有效的避免 UV 光對脂質的氧化傷害，所以蝦紅素對皮膚的健康具有保護作用。

蝦紅素具美白的功效，又稱「吃的陽傘」、「體內的陽傘」，故蝦紅素對於防曬美白的能力已獲得相當大的肯定。

動物實驗中發現口服蝦紅素能有效抑制小鼠的膀胱癌，以及有效抑制大鼠的口腔癌及直腸癌，蝦紅素可能藉由抑制癌細胞增生作用來達到抗癌的作用。目前抗癌實驗僅限於動物模式，在人體是否有相同的功效則待日後的研究。

第 27 章　鯊魚軟骨的迷思

鯊魚的醫學療效

鯊魚屬軟骨魚綱，是一種鰓裂位於側面的板鰓魚類的通稱。鯊魚種類繁多，世界上的鯊魚約有 250 ～ 400 種。從古至今，鯊魚即被認為是具有藥效的魚類，中國崇尚醫食同源，最古老的藥書《神農本草經》中，記載著鯊魚的醫學療效。鯊魚的中軸骨是由軟骨所形成，因此被稱為軟骨魚類。鯊魚軟骨中沒有血管，是因為含有抑制血管生成的物質所導致。

西元 1973 年，美國芝加哥聖路卡醫學中心使用雞的胚胎作實驗，發現其中含有抑制血管形成物質。麻省理工學院的科學發現，利用兔子、老鼠作實驗，注入小牛軟骨萃取物給患有腫瘤的兔子和老鼠，結果發現牠們的腫瘤血管形成受到阻礙，癌細胞生長受到抑制。但是因為從小牛軟骨萃取不易，無法量產。

鯊魚軟骨經過炮製成粉末後為灰白色至微黃褐色無定型粉末，略有特殊腥臭味和鹹味，有吸濕性，溶於水呈黏稠液，加熱不凝結，不溶於乙醇、丙酮和冰醋酸。鯊魚軟骨加熱至攝氏 60 度，其重要有效成分之一的特殊蛋白質就會被分解。

一般動物都具有免疫球蛋白，而鯊魚雖只具有一種免疫球蛋白，卻不易生病，即使飼養於含有多種致癌物質的水池中，也不易罹患癌症。實驗結果認為，鯊魚軟骨能夠抑制腫瘤的血管形成。

由於鯊魚軟骨萃取物比從小牛軟骨中萃取容易，因此，在抑制血管形成物質的萃取原料多以鯊魚軟骨為取材。

鯊魚軟骨的成分與功效

鯊魚軟骨是由一些巨型蛋白質纖維組成，包括六至七種黏多醣類和葡萄糖胺。鯊魚軟骨的主要成分軟骨素 (chondroitin)，是鯊魚軟骨中俱生理作用的主要成分之一，包括黏多醣 (mucopolysaccaride) 及氨基酸。黏多醣體具有抗血管新生因子 (anti - angiogensis facter)，可以抑制毛細管在關節軟骨部位的增生與形成，同時具有抑制發炎及消腫止痛的作用。黏多醣類的重要在於它能幫助身體生產黏液狀的潤滑劑，及刺激免疫系統功能。軟骨素與鈣離子具有強大親合力，具有對於骨骼生成及幫助關節軟骨重建的效力。

細胞增殖不正常時，常會發生增生新血管網路的情況，多半代表腫瘤已在體內形成。

鯊魚軟骨是否具有抗癌功效

醫學研究中發現，雖然鯊魚軟骨具有某些抑制血管增生的物質，但是缺乏更進一步的研究。鯊魚不會生病及不得癌症的學說，並不確實，因為在漁業界早已找到長有癌腫瘤的鯊魚。鯊魚為大型海魚，容易遭到重金屬污染，因此不建議服用沒有來源產品認證的鯊魚軟骨。

美國第 91 屆的美國抗癌學會年會上，有專家指出鯊魚會罹患癌症，發現軟骨魚類所患的 40 多種癌症，其中有 23 種癌症是來自於各種鯊魚，有些癌甚至長在軟骨組織中，推翻關於鯊魚不長癌的説法。

相較其他魚類和人類，鯊魚生癌比例較小，是因為鯊魚體內含有大量的維生素 A 和活性酶。

中國國家中西醫結合腫瘤重點學科主任、南京軍區福州總醫院腫瘤科歐陽學農主任醫師指出，鯊魚軟骨沒有抗癌功效，雖然不會得人類所患的某種癌症，也不可斷定鯊魚軟骨製品能治療人類的癌症。

值得注意的是《鯊魚不會得癌症》一書的作者威廉・蘭斯博士(他可稱得上是「鯊魚療法」之父)近期也承認，鯊魚事實上會得癌症，並向外界坦承，他得出有關鯊魚軟骨萃取物可以治療癌症的結論，僅僅是基於極其有限的幾次實驗結果。

截至目前，針對鯊魚軟骨粉抗癌功效的臨床實驗證明都是無效的。丹麥學者向歐洲乳癌問題大會提交的研究報告指出，他們發現服用以鯊魚軟骨組織製成的所謂另類抗癌藥物的婦女，沒有從這種藥物中得到任何好處。

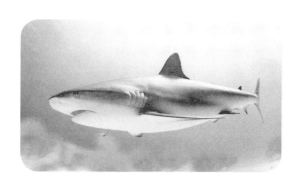

食用鯊魚軟骨對治療癌症無明顯療效，不但對治療患者無益，對鯊魚種群也會造成極大的危害；大肆的捕殺，造成鯊魚數量迅速下降。在鯊魚的軟骨中確實存在有某種能夠抑制癌細胞的物質，但尚需要進行詳細的研究和長期的實驗來證明。

第28章　藻類豐富的膳食纖維有助多項生理功能

藻類的纖維量約為乾重的 30 ～ 65%，遠高於豆類、五穀類、蔬菜及水果。膳食纖維具有多項保健功能，近年發現它們能夠成為腸內細菌的食物，並且具有清掃腸道與促進蠕動的整腸作用。

膳食纖維依其在水中的溶解度，可分為「水溶性」與「非水溶性」兩大類。海藻內的膳食纖維多歸屬於水溶性膳食纖維，是一種黏性和保水性都相當強的多醣類碳水化合物。

藻類的膳食纖維膠質能與食物凝結，尤其是延遲葡萄糖在血液吸收，減緩血糖上升的速度，進而減少胰島素的分泌量，有助於預防及改善糖尿病患對血糖的控制。

海藻類的膳食纖維遇水易形成黏稠的膠狀物質，並能吸附某些物質，隨著排泄物排出體外，避免再滲透進入血液中，這些物質包括膽汁酸轉變成的致癌物以及固醇類等，因此能降低血液中膽固醇含量，從而達到預防動脈硬化的功能。

海藻纖維雖是碳水化合物，但由於鍵結的方式不同，因此無法被人體消化酵素分解吸收產生熱量。海藻內的水溶性纖維可使食物停留在胃部時間增長，延緩胃排空的時程，同時其纖維素在胃裡會體積膨脹產生飽足感，避免攝取過量食物，有助於體重調節。

第五篇

珍貴的大海特殊營養素——褐藻醣膠

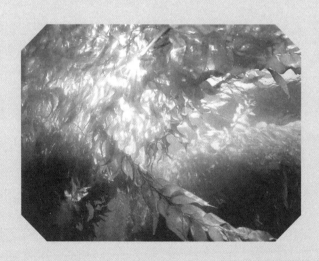

第 29 章　來自大海的超級食物——褐藻醣膠

褐藻醣膠為長壽的秘密配方

現代醫學發現長壽的秘密，來自大海的超級食物——褐藻醣膠。

科學家們發現，沿海地域的居民長壽的原因之一，除了地域污染少之外，也跟當地居民長期食用海藻類海洋食物有關，包括了昆布、海蘊、馬尾藻、裙帶菜孢子葉等。

進一步的分析後，發現海藻類可以延長壽命和預防疾病的主要成分就是「褐藻醣膠」。褐藻醣膠不但對腫瘤細胞具有抑制作用，同時能調節發炎反應，改善肝機能以及促進各項生理機能，這些功效促使近海地區的居民得以健康長壽。

發現褐藻醣膠

1913 年，由瑞典 Uppsala 大學的柯林 (Kylin.H.Z) 教授發現褐藻醣膠，他研究海帶中的黏滑成分，命名為 fucoigin，之後又以國際醣類命名規範為標準，將其改稱為 fucoidan，即為現在所稱的褐藻醣膠。

1996 年，第 55 屆日本癌症學會大會上，更發表了一篇「褐藻醣膠可誘發癌細胞凋亡 (apoptosis) 作用」的報告，此後就促起專家學者們對褐藻醣膠的研究熱潮。

褐藻醣膠目前還是食品級，未來可走上保健、保養品，甚至生化醫藥類，讓更多的人分享到褐藻醣膠的好處。

褐藻醣膠的主要成分

　　褐藻醣膠又名岩藻多醣、岩藻聚糖硫酸酯或褐藻多醣等。褐藻醣膠取自褐藻類如海蘊、裙帶菜的孢子葉。馬尾藻和海帶等海藻中含有的「黏滑」成分，其化學成分為以「硫酸岩藻糖」為主的多醣體，是由岩藻糖的醣類聚合而成的水溶性膳食纖維，從化學結構上來說，是一種以「硫酸基 (fucose)」為主的多醣體，富含於海藻類「黏滑」的成分中。在哺乳動物的初乳中，也能發現褐藻多醣體。

　　褐藻萃取物中伴隨少量的半乳糖、甘露糖、木糖、葡萄糖、阿拉伯糖、醣醛酸及蛋白質和鉀、鈉、鈣、鎂、鋅、錳、硒、銅等礦物質。

　　褐藻醣膠化學組成中含有 67.2％全糖、13.5％烏龍酸 (uronic acids)、23.0％灰質、11.9％硫酸、3.2％水分。因結合許多負電荷的硫酸基，因此具有卓越功能性。

　　褐藻醣膠是褐藻細胞壁的產物，是水溶性雜聚糖，主要成分為 L- 岩藻糖 - 硫酸酯，其化學組成為：

　　▲岩藻糖「Fucose」
　　▲多醣體「Polysaccharide」
　　▲硫酸根「Sulfate」
褐藻醣膠平均分子量約為 20,000 Dalton(Da)。

　　主要的有效成分為 α-L- 岩藻糖 -4- 硫酸酯，經特殊處理後，可將其分子量降低成為 900 Dalton，甚至降低成 500 Dalton 的小分子形的褐藻醣膠，能增加吸收效率，其化學結構式是：$(C_6H_{10}O_7S)_n$。

褐藻醣膠的立體結構圖

褐藻醣膠的化學結構式

第30章　褐藻醣膠的主要萃取方法

　　褐藻醣膠的純度與其保健功效成正比。由褐藻萃取成褐藻醣膠的方法及流程非常重要。一般的萃取方法，首先將褐藻清洗後加以粉碎，經過物理與酵素的方式，擊破纖維質後，則成為直接濃縮產品，此時產品所含的褐藻醣膠量大約只有 10 ～ 15％左右，而且其碘、鹽甚至重金屬的含量頗高。因此，需要再加工萃取，其中有些製造業直接用有機酸或有機鹼等溶劑萃取，以此方法萃取較快，所需成本低，但是不如較為費時的水萃取方式安全有效。

　　兩度萃取出的褐藻純度約在 20 ～ 25％左右，若再增加褐藻醣膠的純度，則必須經過酵素水解的過程，使褐藻醣膠的純度不但增加至超過 50％，同時使其成為易於吸收的小分子褐藻醣膠。

　　市面上的褐藻醣膠成品相當多，價差也頗大，以褐藻醣膠的分子大小為例，大分子褐藻醣膠萃取容易、成本較低，但是吸收率較為不佳，且可能隱藏重金屬危險。而小分子褐藻醣膠萃取過程複雜，產品純正無雜質，更沒有重金屬汙染問題，且容易吸收。消費者必須慎選品質優良的產品，才能達到保健的功效。

第31章　褐藻醣膠與替代醫療

目前西醫對癌症的醫療方法可以分為手術、化療、放射線、標靶等方式，然而癌症仍占死亡原因的首位。許多癌症病人手術後所感染的併發症、後遺症，比死於癌症更痛苦。

癌症病患在接受化學治療或放射線治療時，常伴有掉髮、噁心、嘔吐、食慾不振、體重減輕等副作用，病人或家屬經常會尋求輔助與替代醫療的協助。

替代療法是指利用保健食品、飲食、中藥、氣功及生物頻率等，來增加自體的免疫力、抵抗力，促使癌細胞在短時間內減少及凋亡，達到身體康復的目的。經由海藻萃取出的褐藻醣膠是相當好的輔助性替代療法保健食品。

海藻含有活化免疫力的褐藻醣膠，可以促進身體產生免疫物質介白素 (interleukin)，提昇病患的免疫功能。

褐藻醣膠對癌症病患身體不會有副作用，在接受西醫治療的過程中，同時使用褐藻醣膠更能發揮其潛在效果。患者服用後，能減少需要手術切除的部分，手術後恢復較為迅速，更可降低化療或標靶藥的副作用以及放射性治療的痛苦。

　　藉由替代醫療方法使腫瘤的治癒率增加，同時病患的生活品質也有所提昇。醫療與保健食品先進的美國，在 10 年前便對替代醫療斥資 137 億美元。據美國華盛頓大學癌症研究中心的調查，將近有 80% 以上癌症患者都曾接受過替代醫療。替代醫療屬於彌補傳統西方醫學的治療方法，以保健食品、營養輔助食品以及機能性食品為主流。

第 32 章　褐藻醣膠具有滅絕癌細胞的神奇威力

　　褐藻醣膠抑制癌細胞生長的抗癌作用分別有「強力免疫作用」、「腫瘤細胞凋亡作用」、抑制活性氧攻擊的「抗氧化作用」、對癌細胞補充營養的「抑制新生血管作用」及癌細胞的「抑制發炎效果」等。集結這些功能則可發現褐藻醣膠具有滅絕癌細胞的神奇效力。

　　以台灣褐藻醣膠進行實驗，在肝癌細胞株添加褐藻醣膠，癌細胞的數量明顯下降，且經由分析證實是令癌細胞走向凋亡 (apoptosis)，而不是壞死途徑，不會誘發更多發炎反應產生。

　　另一項實驗為以老鼠進行的動物活體實驗。使用已在皮下移植癌細胞 (稱為肉瘤 180 的腫瘤細胞) 的老鼠，並區分為攝取摻有褐藻醣膠飼料群及一般飼料群，經 20 天觀察後，相較於飼料群，有褐藻醣膠的腫瘤重量呈現減半情況。調查老鼠脾臟中的白血球細胞，和 NK 自然殺手細胞的活性情況時發現，食用摻有褐藻醣膠飼料的老鼠其自然殺手細胞的活性約高出 2 倍。

第 33 章　褐藻醣膠的抗癌機制

1. 臨床證實褐藻醣膠具有 5 種抗癌作用

　　褐藻醣膠是海藻的黏滑成分，經臨床證實它具有 5 種抗癌作用，包括有誘導細胞凋亡作用、增強免疫作用抑制血管增生作用，這 3 種抗癌機制使得褐藻醣膠在癌症的替代醫療上，占有極其重要的位置。

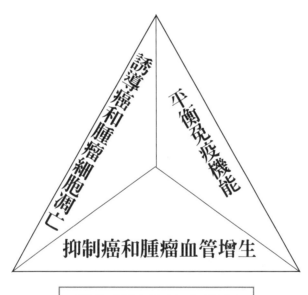

褐藻醣膠的抗癌機制

　　褐藻醣膠具有抗氧化功能，去除活性氧，保護細胞不致產生細胞病變，同時褐藻醣膠會有親醣蛋白，能激活免疫系統和抑制發炎反應。褐藻醣膠是棕褐色海藻中主要的成分，經實驗證實，褐藻醣膠在試管測試中，能抑制人類癌細胞的生長。

在培養液中培養 72 小時

未含褐藻醣膠 (−)
Fucoidan(−)

含有 22.5 毫克 (ug) 褐藻醣膠
Fucoidan(−)

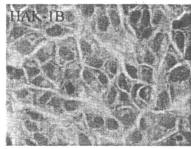

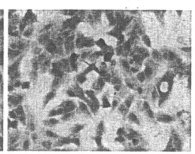

癌細胞質未萎縮

癌細胞質萎縮

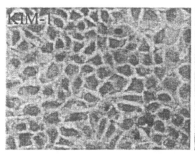

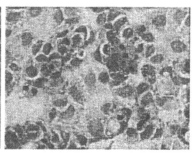

癌細胞之染色質未凝縮

癌細胞染色質凝縮

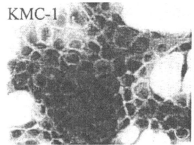

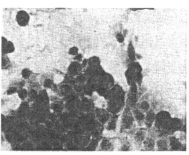

癌細胞核多

癌細胞核減少

2. 細胞凋亡的生理現象

何謂細胞凋亡

細胞凋亡 (apotosis) 希臘文之原意為「秋葉脫落」，細胞凋亡是細胞受到外來或內生性的因子影響，而產生細胞內自己調控的計畫性細胞死亡。與一般病理學家所謂細胞壞死截然不同，細胞壞死，是細胞受到細胞外的物理或化學因素，造成細胞損傷而致死亡。

在動物界中多細胞生物 (multicellular organisms) 體內細胞總數取決於細胞的有絲分裂與細胞凋亡兩者之間的平衡狀態。其中引發細胞凋亡的主要原因在於細胞老化 (cell senescence) 或是自我凋亡 (apoptosis)。

細胞自我凋亡是一種計畫性且正常細胞自我死亡的現象，其調控機制十分嚴密複雜。在正常的情況下，一個有缺陷或功能下降的正常細胞在不需要其存在的情況中，經由基因的調控而產生自我凋亡，這種細胞凋亡方式是自願性的代謝作用，因此對於周遭細胞的影響非常溫和並且對身體不會產生太大的反應。

細胞凋亡的過程中受到許多內外因子的調控

研究發現下達細胞生死的命令由許多不同主體分別或共同發布。Bcl-2、Bcl-xL 家族扮演重要的角色，Bcl-2 基因（即 B 細胞淋巴瘤 / 白血病 -2 基因）是一種原癌基因，它具有抑制凋亡的作用。

Bcl-2、Bcl-xL 屬於死亡抑制基因 (cell death suppressor-genes)，可以促進細胞生存 (survival) 與增生 (proliferation)；相反地，Bax、Bcl-Xs、Bad、Bak、Bik/Nbk、Bid 和 Harakiri 等則是具有誘發細胞凋亡發生的功能，可以抑制細胞的增生，並促進細胞死亡。

　　在內生性的調控中，與粒線體的調節有關，細胞可能因為養分不足或是自由基攻擊等產生自我凋亡現象。粒線體在細胞內是扮演發電廠的角色，核苷酸中的三磷酸腺苷 (Adenosin Triphosphate, ATP) 為細胞內能量傳遞和儲存的重要元素製造場所，利用電子傳遞鏈所產生的電子梯度，可以產生 ATP，同時也會產生對去氧核醣核酸 (DNA) 與核醣核酸 (RNA) 具有傷害性的自由基；在電子傳遞鏈的過程中，細胞色素 C (cytochrome C) 也會引起計畫性的細胞凋亡。

　　藉由細胞凋亡的訊息傳遞，活化下游的胱冬肽酶 (caspase) 就會引發一系列的階層反應而導致細胞凋亡。在外在性影響中，包含一些腫瘤壞死因子 (TNF) (tumor necrosis factor)、位於 1 號染色體的 FasL 基因等也會引起細胞凋亡相關的調控。

　　缺乏腫瘤抑制基因 (tumor suppressor genes) 或是失去其功能，也是形成癌細胞的另一種原因。例如常見的 p53 基因，原本為腫瘤抑制基因，可以阻止癌細胞生長，但是當 p53 基因發生突變之後反而成為致癌基因，更促進癌細胞生長。在許多腫瘤細胞當中皆可發現這樣的情形，如肝癌、大腸直腸癌、乳癌及肝癌等。

　　若體內調控基因產生突變，會導致生物體內細胞的生長失去平衡，進而產生腫瘤或癌症。在癌症的治療策略中，利用細胞凋亡途徑的控制因子，引發腫瘤細胞自我凋亡，以達到消滅腫瘤細胞的目的。

細胞凋亡的過程階段

細胞凋亡發生在單一細胞或是一小群細胞群落，它進行凋亡的過程非常快速，一旦形成碎裂的凋亡小體或細胞片段馬上被附近正常細胞或吞噬細胞吃掉，相較於細胞壞死比較不易被組織學方法觀察到。

基本上，細胞凋亡的過程分成四個階段：

1. 引發細胞凋亡的細胞內訊息傳遞 (誘導期)
2. 控制並整合細胞內訊息；(效應期 -1)
3. 執行細胞凋亡；(效應期 -2)
4. 移除凋亡細胞。(降解期)

正常的細胞凋亡是有一相當嚴格的控管系統，亦即老化的細胞必然要進行凋亡，正常組織中要使新生及凋亡細胞維持平衡，而癌症就是細胞凋亡的現象被抑制，使本來有缺陷的細胞（癌細胞）繼續存活，而後慢慢形成腫瘤。

細胞凋亡的形態變化

形態學觀察細胞凋亡的變化是多階段的，細胞凋亡往往涉及單個細胞，即使一小部分細胞也是非同步發生的。首先出現的是細胞體積縮小、連接消失，與周圍的細胞脫離，然後是細胞質密度增加，染色質濃縮，線粒體膜電位消失，通透性改變釋放細胞色素 C 到胞漿，核質濃縮，核膜核仁破碎，DNA 降解成為約 180bp ～ 200bp 片段；胞膜有小泡狀形成，細胞膜活化，膜內側磷脂醯絲氨酸外翻到膜表面，細胞皺縮，細胞膜結構仍然完整，最終可經凋亡分割的細胞形成由細胞膜包裹的凋亡小體，無內容物外溢，因此不引起周圍的炎癥反應，凋亡小體可迅速被周圍吞噬細胞吞噬。這一過程大約經歷 30 ～ 60 分鐘。

細胞凋亡與細胞程序性死亡

細胞凋亡與細胞程序性死亡（PCD）從詞學意義上來說，有很大區別的。細胞程序性死亡是一種功能性概念，是一個多細胞生物體中某些細胞死亡是生物體發育的一個預定過程，並且受到嚴格程序控制的正常現象。

例如蝌蚪變成青蛙，其變態過程中尾部的消失伴隨大量細胞死亡，高等哺乳類動物指間蹼的消失、顎融合、視網膜發育以及免疫系統的正常發育都必須有細胞凋亡的參與。這些在機體發育過程中出現的細胞死亡有一個共同特徵：即為散在的、逐個的從正常組織中死亡和消失，機體無發炎反應，而且對整個機體的發育是有利和必須的。

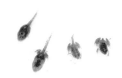

　　學界認為動物發育過程中存在的細胞程序性死亡是個發育學概念，而細胞凋亡則是一個形態學的概念。一般認為細胞凋亡和細胞程序性死亡兩個概念可以交互使用，具有同等意義。

細胞凋亡與壞死的區別

　　雖然凋亡與壞死的最終結果極為相似，但它們的過程和表現卻有很大差別。細胞的死亡至少有兩種方式，即細胞壞死與細胞凋亡。

　　細胞凋亡是細胞的一種基本生物學現象，在多細胞生物去除不需要的或異常的細胞中引發必要的作用。細胞凋亡是指為維持內環境穩定，由基因控制的細胞自主的有序的死亡。細胞凋亡與細胞壞死不同，細胞凋亡不是一件被動的過程，而是主動過程，它涉及一系列基因的激活、表達以及調控等的作用；它並不是病理條件下，自體損傷的一種現象，而是為更好地適應生存環境而主動爭取的一種死亡過程。

　　細胞壞死 (necrosis) 是由細胞外的化學或物理作用造成的傷害，細胞破裂而死亡。例如藥物中毒或意外傷害等。這種細胞的壞死會引起免疫系統的反應，而影響到周圍的細胞引發各種生理不適反應。細胞壞死為細胞無序變化的死亡過程。細胞壞死的表現為細胞脹大，細胞膜破裂，細胞內容物外溢，細胞核變化較慢，DNA 降解不充分，引起局部嚴重的發炎反應。

細胞凋亡臨床醫學

　　從細胞凋亡角度看，腫瘤的發生是由於凋亡受阻所致。一般認為惡性轉化的腫瘤細胞是因為失控生長，過度增殖，從細胞凋亡的角度則認為是腫瘤的凋亡機制受到抑制不能正常進行細胞死亡清除的結果。腫瘤細胞中有一系列的癌基因和原癌基因，這些基因的激活和腫瘤的發生發展之間有著為密切的關係。

利用細胞凋亡的機制，消除癌細胞

褐藻醣膠已經被科學界認為具有抗癌的效果。其中最主要的機制之一就是引發癌細胞的凋亡。

3.褐藻醣膠能啟動癌細胞凋亡機制

誘導細胞自毀的細胞凋亡

又稱細胞自殺 (apoptosis)，是自然且重要的生命現象。

在分子生物學中，將細胞凋亡的涵義解釋為「改造基因的『自滅細胞』」。細胞自毀凋亡，包括了人類和動物界中經常出現的現象。例如人類在母體胎兒時期，胎兒的腳就像是水鳥的蹼一樣，呈現一片小板連結狀。隨著在母體內成長，就逐一斷開腳蹼，並且分開出獨立的腳趾。此時，形成腳趾與腳趾之間的蹼細胞，就是透過細胞凋亡，以自然成長的方式消失，這就是誘導細胞自然凋亡的例子。

在動物之中有細胞凋亡的機制，而人體製造血液時也會引起細胞凋亡，每天會製造出一定數量的血液細胞，但是過多製造的「紅芽球」或「嗜中性球」等「白血球細胞」，都會因細胞凋亡而被自然淘汰。

除了這些可用肉眼看到的變化之外，人體內每天都會引起細胞凋亡。大部分都是因老化或是破損的細胞，從體內釋出後逐漸凋亡。

在動物界最具代表性的就屬蝌蚪變成青蛙時，身上的尾巴會消失。這並不是細胞變異，而是依據事先決定好的程序，自滅不必要的細胞，以細胞凋亡讓尾巴消失。這種細胞凋亡就是為了讓生物生存，歷經的基因程序。

細胞凋亡的方式

細胞死亡分為「細胞凋亡」及「細胞壞死 (Necrosis)」二種。

細胞凋亡取決於記憶於各細胞 DNA 的基因程式，是生物體自發的生理現象。同時會藉由病毒、代謝拮抗藥等藥物、巨噬細胞之間的接觸，而誘發細胞凋亡。

細胞凋亡是讓細胞核縮小、細胞變小，最終破裂分散，分散後受到巨噬細胞吞食以做處理。因此細胞凋亡不會讓細胞周圍組織發炎或是受損，而是自然沉靜的消失。

然而，細胞壞死是細胞受損死亡，因此會隨著細胞膜的潰堤，而導致周圍發燒或發炎，是一種病態的細胞死亡，經常伴隨各種疾病症候。所謂細胞凋亡，是指原先存與基因裡的細胞自然死亡程序。多數的細胞在達到一定的壽命時會自然死亡，取而代之的是新細胞的生成。此種新陳代謝反覆進行。

癌細胞缺乏自然凋亡的能力

多數細胞具有一定的壽命，生命週期一到即會行自然凋亡作用 (Apoptosis) 而自然死亡，但癌細胞則不然。癌細胞本身缺乏自然凋亡能力，因此會不斷的增生或轉移，癌細胞是正常細胞因某些原因而變異，只要確實發揮細胞凋亡的作用，癌細胞也能如一般細胞一樣「自殺」。正常細胞有一定的壽命，不會無限的分裂。癌細胞的特徵在於會重複不斷分裂、繁殖，也就是癌細胞沒有壽命限制，幾乎會永久性的生存，繼續繁殖。

褐藻醣膠能啟動「細胞凋亡」

　　褐藻醣膠能啟動癌細胞「自殺信號」的開關，使癌細胞核縮小，最後分裂成碎片，利用「自殺」機制的方式來誘導癌細胞凋亡。對於癌細胞，褐藻醣膠具有誘導癌細胞凋亡的作用，被按下「自然消滅」按鈕的癌細胞，其去氧核糖核酸 (DNA) 的螺旋構造被切斷、片斷化，最終消滅，使癌細胞消失。

啟動細胞凋亡機制

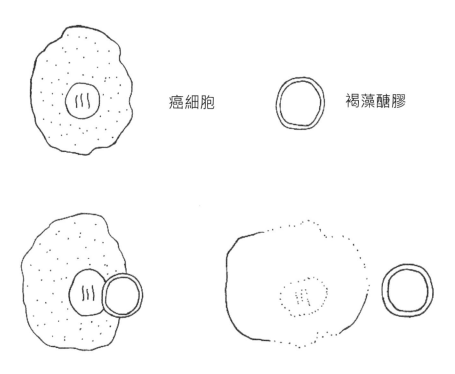

癌細胞　　　　褐藻醣膠

褐藻醣膠接觸癌細胞，癌細胞內負責細胞凋亡的胱冬肽酶就會活化。

癌細胞的 DNA 分裂，就會凋亡及溶化。

161

科學文獻證實褐藻醣膠具有啟動癌細胞自我凋亡的能力，其中一項實驗是以每毫升 (ml)1.5×105 的 HCT-15 癌細胞，在不同濃度的褐藻醣膠培養液中培養 3 天後，測試褐藻醣膠的抑制生長百分率 (細胞自毀率)，依此實驗得知，褐藻醣膠培養液濃度從 1 微克／毫升 (μ g/ml) 至 100 微克／毫升 (μ g/ml)，其抑癌細胞生長 (癌細胞自毀) 的百分率分別為 1.8%、24.3%、49.8%、54.0% 和 62.0%，褐藻醣膠濃度越高，越能促使癌細胞自毀。

褐藻醣膠抑制 HCT-15 癌細胞生長

（INHIBITORY Effect of Fucoidan on the Growth of HCT-15 Cells）
抑制生長率（％）

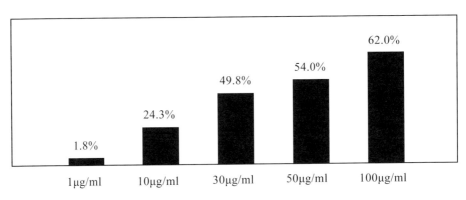

褐藻醣膠（微克／毫升）

「褐藻醣膠」能令病變細胞自我凋亡（Apoptosis）。

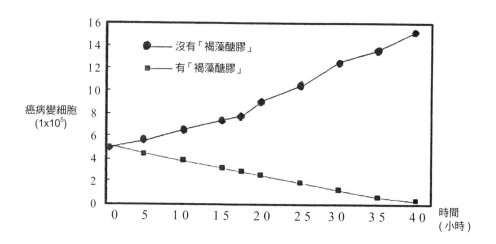

4.血管新生的生理現象

血管新生起源

血管新生 (angiogenesis) 此名詞始於西元 1787 年，英國外科醫生約翰・抗特 (DR. John Hunter) 依此來描述馴鹿鹿角上血管生長的狀況。血管新生的名詞始用於醫學界在西元 1935 年，波士頓病理學家亞瑟・崔曼・賀提格 (Dr. Arthur Tremain Hertig) 將血管新生定義在胚胎血管新生上面。西元 1971 年，美國猶大・福克曼醫師 (Dr. Judah Folkman) 在描述腦腫瘤的發展階段時，首次將血管新生和腫瘤增長的醫理連在一起。「血管新生 (angiogenesis)」其中 angio 的原意為「血管」，而 genesis 則為「發生」之意，是人體一種正常的生理現象。

當組織中需要血管時，使體內促使血管新生因子的分泌量增加，促成新血管的生長。例如傷口在癒合前，就需要新生血管來供應氧氣和養分，讓傷口的細胞得以存活。

血管新生作用存在於健康及疾病生理過程，在生長、發育或疾病進程中扮演重要的角色，例如傷口癒合、女性經期、胎兒生長發育、斷肢接合、心肌梗塞、腦中風與老人退化性黃斑等病症，而在腫瘤生長及惡化的過程中，血管新生則會是腫瘤生長、惡化與轉移其他組織的關鍵。血管新生的恆定性是生命基礎，在個體中的所有血管新生作用，皆在明確的時間和空間經歷誕生與死亡。

血管新生和腫瘤生長

癌細胞進行轉移的過程，需製造新的血管，否則無法繼續生長。原生腫瘤血管形成能力越大，轉移後腫瘤細胞的存活率越高，更能獲得充分營養，有活力的癌細胞就越容易轉移。

癌細胞若要獨立成長，需要得到充分的營養補給，並且靠血管增生以確保得到充足的養分。目前以子宮頸、膀胱、乳房的癌症實驗研究，了解到癌腫瘤在血管形成前的必經過程。血管形成前腫瘤較小，當腫瘤長大的同時血管也逐漸形成。耐人尋味的是「血管形成較少的腫瘤，其轉移機率小於血管形成較多的腫瘤。」

「血管生成擬態」與「馬賽克血管」

醫學界在腫瘤血管的研究上發現一種完全沒有內皮細胞參與的血管系統——「血管生成擬態」(vasculogenic mimicry, VM) 這個現象存在於特定的腫瘤中，例如黑色素瘤和攝護腺癌等，血管生成擬態是由一種外基質形成的環狀管路，圍繞在實體腫瘤細胞的周圍，而腫瘤細胞也參與管壁的構成，血管生成擬態極易由於腫瘤細胞的脫離而造成轉移的現象。

腫瘤組織中還存在有「馬賽克血管」(mosaic blood vessels)，馬賽克血管的內表面為腫瘤細胞和內皮細胞相關排列，這種排列方式有可能造成血管壁有較大縫隙，與癌細胞在內皮細胞脫落後參與血管內側細胞的生成有關。

腫瘤新生血管和正常組織血管大不相同

經過多年的研究，醫學界逐漸發現腫瘤的血管新生是一種涉及到多種因子及組織細胞的複雜反應。腫瘤形成的初期，腫瘤新生血管通透性較正常血管佳，並且會被癌細胞利用，穿透、轉移到其他組織內。

腫瘤內新生的血管系統和正常血管組織大不相同，這些腫瘤血管異常混亂，沒有任何規則可循。有些分支直徑過粗，有些則細到毫無功能，有些血管管壁孔隙過多，腫瘤組織間的液壓過高，導致水腫。血管內的血液流速也不規則，有些流動快速，有些血流遲滯。這類生理異常的情形，造成特殊性的腫瘤內微循環狀況，導致腫瘤血管內皮細胞具有許多異質性和多變性，血管結構、功能異常、血流混亂、血管高通透性及腫瘤內沒有淋巴引流等特性，造成治療藥物的運輸困難，同時也使得腫瘤的治療窒礙難行。

無血管或血流遲滯的區域，藥物是很難或無法到達的，該區域組織容易缺氧及酸化。缺氧會導致血管新生促進因子分泌量增加，造成腫瘤增生，並使癌細胞更易轉移；免疫細胞在缺氧及酸性的環境中，會因許多的生化反應無法作用，很難進行殺死腫瘤細胞的防禦作用。新生的易漏血管會造成體液蓄積，使癌細胞更有機會流入血管而轉移到身體的其他部位。

抑制血管新生可阻斷腫瘤生長

科學家在實驗室中證實了這個理論，在動物身上無血管的區域，例如在眼睛的前房種入腫瘤細胞，實驗結果發現腫瘤會呈現休眠狀態；但若將腫瘤細胞種在血管豐富的虹膜區，則腫瘤細胞會快速生長；醫學界發現，在動物身上施打抑制血管新生藥物，能有效減緩腫瘤生長，反之使用刺激血管新生的藥物，則腫瘤生長速度便會加快。

這證實了腫瘤成長所需的營養要靠血液輸送來維持，若能阻止血管的生成，則有可能使腫瘤細胞休眠 (dormant) 甚至是死亡，達到預防腫瘤生成或是治療癌症的效果。

抗癌的新策略「抗血管新生療法」

血管新生和癌細胞的生長有重大關係。約在 1～2 釐米 (mm) 腫瘤剛形成時，癌細胞只需要吸收周遭環境的養分即可存活；一旦長至超過 3 釐米 (mm) 大小時，就必須靠新生血管來供應養分。

癌細胞本身或周圍的結締組織，會分泌許多促使血管新生的物質，例如血管內皮細胞生長因子 (VEGF) (Vascular endothelial growth factor)、鹼性纖維細胞生長因子 (FGF) (Fibroblast growth factors) 等，這些物質會活化血管內皮細胞，形成新的微血管。

由於血管新生是腫瘤擴大的必經過程，理論上若能適時抑制血管新生，就能抑制腫瘤的生長。根據這項理論，目前醫學發展出一種抗癌的新策略，稱為「抗血管新生療法」(anti-angiogenesis therapy)，此法以腫瘤血管的內皮細胞為標靶，利用藥物抑制內皮細胞的增生，進而使血管無法新生，達到抑制腫瘤生長的效果。抗血管新生療法是一種對抗癌症的新型策略。藉著降低血管新生促進因子，或增加血管新生抑制因子等方法，抑制腫瘤血管的內皮細胞，造成腫瘤的萎縮。

臨床上以「抗血管新生療法」治療腫瘤，以腫瘤血管內皮細胞為藥物攻擊標靶，並非針對腫瘤細胞本身，這些藥品毒性較低，副作用較少，加上內皮細胞遺傳上較穩定，不像癌細胞容易突變或產生抗藥性，長期用藥也不會影響藥性，所以抗血管新生療法比傳統化學療法更具療效潛力。抗血管新生療法可經由抑制腫瘤的血管新生，間接延緩腫瘤變成惡性腫瘤，抑制腫瘤的生長，達到治療原發性腫瘤及轉移性腫瘤的目的。

5.褐藻醣膠能抑制癌細胞的血管新生

無法控制血管新生會造成癌症

所謂的血管新生 (angiogenesis)，是指舊有血管周邊的微血管增生的現象。這些新形成的微血管 (capillary sprouting) 會深入細胞組織中，提供組織所必需的養分，這是器官的生長發育以及修復所必要的生理現象之一。

「血管新生」跟「血管生成」(vasculogenesis) 是不一樣的概念。血管生成是指胚胎發育成器官時，從中胚層內皮細胞分化出新的內皮細胞，以形成原始血管的過程，這過程僅出現在胚胎發育 (embryogenesis) 的早期。而血管新生是從已經存在的血管為基礎下，以出芽的方式形成新的微血管。正常的血管新生是局部的，而且只會維持一段時間。血管新生主要參與傷口修復及女性的生理週期或胚胎著床期以及組織再生。在正常情況下，人體僅有約 0.01% 的內皮細胞能進行分裂，產生新血管。

　　疾病所引起的血管新生，會造成長時間無法控制的血管細胞生長，例如癌症、腫瘤、風濕性關節炎、聲帶結繭、慢性發炎以及糖尿病神經病變等，皆因血管增生，而無法控制病情。

腫瘤藉「血管新生」增生而轉移

　　美國醫師福克曼發現腫瘤細胞發展至 1 ～ 2 毫米 (mm) 時，無法藉由擴散方式得到足夠的養分和氧氣，必須發展新生血管系統運輸養分，因而腫瘤細胞周圍常有豐富的供血系統。

　　腫瘤成長所需的營養要靠血液系統來維持，而若能阻止血管的生成，則有可能使腫瘤細胞休眠 (dormant) 甚至是死亡，以達到抑制腫瘤細胞生長的目的。

　　血管新生作用為原來已存在的血管衍生出新血管的現象，其中包括幾個重要過程；首先血管內皮細胞 (Endothelial cell) 受到血管新生因子 (Angiogenic factor)，如血管內皮生長因子 (Vascular endothelial growth factor, VEGF）刺激而活化，進而分泌許多酵素分解血管之基底膜 (Basement membrane) 及細胞外基質 (Extracellular matrix)，內皮細胞因此開始增生及遷移，最後分化形成新的微血管管腔。

　　腫瘤的發展與血管新生息息相關。腫瘤細胞需要生成新的血管才能進入循環系統，進而將癌細胞轉移至其它器官；而癌細胞轉移至新的組織後，也必須生成新的血管系統，才能將癌細胞不斷複製增生。

　　同時，癌細胞發展到一定大小之後，就會分裂增殖，這時更需要養分和氧氣的補給，癌細胞會製造新的血管，這些新的血管也成為癌細胞轉移和擴散的途徑。

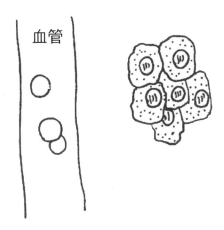

癌細胞會在血管附近增生，
並發展成腫瘤。

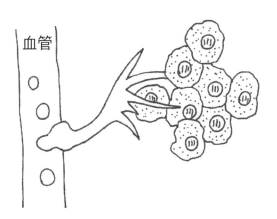

腫瘤細胞刺激血管新生，
並獲得養分，快速生長。

經由腫瘤導致的血管新生，會造成多種不良後遺症，例如不定時出血、腫瘤組織滲透壓增加及組織破壞等。

腫瘤所引起的血管新生和正常細胞的血管新生雖然過程大致相同，但是其細胞組成、結構以及其發生的時機、位置，均有極大的差異。腫瘤產生血管新生是腫瘤和癌症進展的重要階段，這表示腫瘤已經發展到相當程度，並可能開始癌細胞轉移 (metastasis) 的階段。

腫瘤導致的血管新生是一種不受正常控制的失序狀態，和正常血管相較下，腫瘤新生的血管形狀呈不規則狀，且結構缺乏完整性，缺乏平滑肌以及完整的基底膜支持整個組織，導致血管管徑大小不一致及沒有固定的彎曲方向，並且其動脈管不一定先銜接微血管後再接靜脈，同時也有小動脈直接連接至小靜脈而成動靜脈分流 (arterio-venous shunts) 的狀況，甚至有大量的血管盲端及血管局部膨出，這些因素都會造成血管中的血流遲滯，產生細胞組織腫脹的現象與身體不適。

由癌細胞所增生的血管其血管細胞管壁較薄，內皮細胞間存在較大的空隙，雖然達到較佳的通透性，但這些特性會導致血液滲出並導致組織間高壓，造成臨床上腫瘤的水腫現象 (edema)。腫瘤新生的血管通透性較正常血管為佳，更可能被癌細胞利用，而導致癌細胞穿透轉移到其它組織而擴散。

褐藻醣膠能阻止血管增生

　　褐藻醣膠能阻止血管增生，切斷癌細胞營養供應管道。癌細胞發展到一定大小後，若要繼續分裂增殖，就不能沒有營養和氧氣的供給。因此癌細胞會發出信號，促使周圍微血管增生以取得養分。褐藻醣膠在實驗中明顯可抑制血管新生，阻斷癌細胞取得營養及氧氣的機會，進而達到抑制癌細胞的增生與擴散。

　　實驗證實，褐藻醣膠對人類子宮癌細胞株 HeLa cell 血管新生的影響，褐藻醣膠可以抑制血管新生因子。也就是血管內皮生長因子(VEGF) 的表現及分泌，進而壓制腫瘤細胞內的血管形成。褐藻醣膠對腫瘤細胞之侵犯力及血管新生有明顯抑制效果。

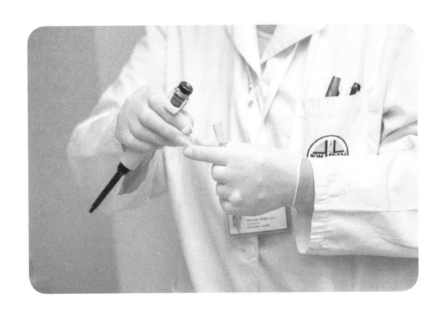

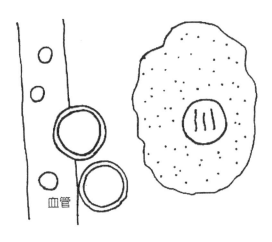

褐藻醣膠能抑制癌細胞內的基質金屬酶，
防止癌細胞和血管接觸。

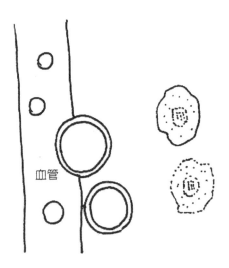

癌細胞在欠缺營養補充下，癌細胞停止生長，
開始縮小，最終消失。

另一項實驗顯示，褐藻醣膠可以明顯抑制成 T 細胞白血病患及 HTLV-1 感染 T 細胞株周邊血液單核細胞的生長，而不會抑制正常周邊血液單核細胞的生長。

6.褐藻醣膠能平衡免疫機制

免疫力是人體健康基礎

絕大多數的疾病都與免疫能力的好壞有關，從最常感染到的流行性感冒，到十大死亡之首的癌症，以及聞之色變的 SARS、愛滋病和禽流感等，都是免疫方面的問題。因此，一個人免疫力的好壞，是決定身體是否健康的根本因素。

免疫系統負責保護人體組織器官、維持正常功能及免疫疾病。免疫系統要對抗外來的致病因子，例如細菌、病毒、黴菌、化學藥物等，同時也要解決體內的異常變化，例如癌細胞和過敏現象等。保護人體的免疫系統就叫作「免疫力」。免疫力好，則表示免疫系統運作平衡正常，較不易生病；免疫力差，則表示免疫系統在運作上出了問題，未能達到平衡的標準。

若免疫系統過於亢進，則會產生自體免疫性疾病，例如類風濕性關節炎、紅斑性狼瘡和多發性硬化症等。自體免疫性疾病是因為免疫系統接收到某種錯誤的訊息，攻擊到原本應該保護的細胞所致。如果免疫系統功能低下，則各種病原體得以入侵，造成細胞傷害產生疾病。

褐藻醣膠活化免疫機能

褐藻醣膠是多醣體，不僅能提高吞噬細胞的吞噬能力，亦可以增加免疫系統的其它功能，可促使細胞分泌激素，增加 T 細胞的數目和功能，並增強自然殺手細胞的分化，攻擊不正常的腫瘤細胞，達到抗癌、防癌之功效。

在免疫反應中，自然殺手細胞 (NK cell) 主要功能為辨識體內腫瘤細胞及受感染細胞，並加以毒殺。是重要初期免疫防禦機制之一。褐藻醣膠能活化巨噬細胞、NK 自然殺手細胞等免疫細胞的活性，強化對癌細胞的抑制力及攻擊力。當淋巴球中的自然殺手細胞發現癌細胞時，不需使用抗體或其他的免疫系統感應體，就能直接殺死癌細胞。

以小鼠為實驗為例，在給小鼠接種腫瘤細胞前給予褐藻醣膠 4 天之小鼠，與沒有給予褐藻醣膠之對照組相比較，其存活期有延長的現象。給予褐藻醣膠之實驗組小鼠，其自然殺手細胞之溶解細胞活性明顯提升；藉由 T 細胞產生干擾素 -γ (interferon-gamma，IFN-γ) 的量也較對照組增加約 2 倍。這個實驗說明了，褐藻醣膠的抗腫瘤效果是經由干擾素 -γ 活化自然殺手細胞而產生。

2006 年 12 月，國際期刊《Planta Medica》上。褐藻醣膠確實可以抑制腫瘤細胞的生長，研究人員推論褐藻醣膠摧毀腫瘤細胞是透過輔助型 T 細胞 (Th1) 及自然殺手細胞的作用來達成。

強化免疫力

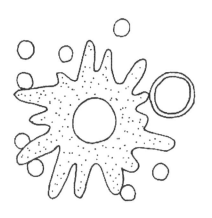

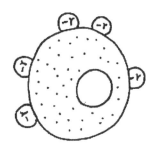

▲ 褐藻醣膠刺激樹突細胞分泌介白素，介白素輔助 T 細胞活化。

▲ 干擾素 - γ 活化自然殺手細胞

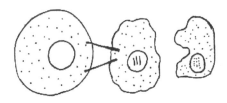

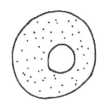

▲ 自然殺手細胞釋放出穿孔素，破壞癌細胞膜。

▲ 癌細胞因而溶解及死亡

　　台灣製造的小分子褐藻醣膠所做的動物及細胞實驗，亦顯示褐藻醣膠確實可以抑制腫瘤細胞的生長。

在動物實驗證實徵 Fucoidan 具有活化自然殺手細胞活性能力，最高可達約 1.4 倍

對照組
(餵食標準飼料之小鼠)

實驗組
(餵食 Fucoidan 飼料之小鼠)

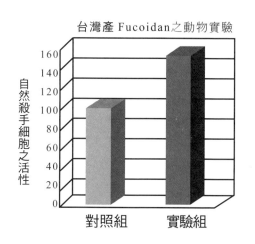

台灣產 Fucoidan 之動物實驗

在免疫反應中，淋巴細胞 -B 細胞，具有分泌抗體能力。在細胞實驗中證明 Fucoidan 能促進抗體分泌，最高可達約 2.7 倍

對照組
(B 細胞於正常培養液培養)

實驗組
(B 細胞於添加藻寡醣培養液培養)

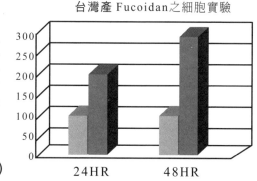

台灣產 Fucoidan 之細胞實驗

褐藻醣膠為平衡免疫系統的輔助食品

褐藻醣膠能活化巨噬細胞、B 細胞、T 細胞、自然殺手細胞 (NK Cell) 等免疫細胞的活性，可以提升免疫系統對外來病原體的抵抗力。

通過修復受損的免疫細胞、啟動休眠的免疫細胞，重建人體免疫系統，使之達到平衡和諧的狀態，有效遏止癌細胞的增生，防止術前術後癌細胞的擴散和轉移。而且對免疫的調節是高效、無毒、無副作用的，其作用點是全面、雙向的，當免疫力低下時，能使其提升，當免疫功能過高時，能加以調節，經由免疫網路系統達到免疫的穩定和平衡，褐藻醣膠是當今世界公認的優良免疫調節劑。

第 34 章　褐藻醣膠與親醣蛋白有相輔的制癌功能

海藻含有一種特殊的蛋白質為親醣蛋白 (lectin)。此種蛋白質對醣類具親和性，因為它能與醣類產生非共價鍵結合。

親醣蛋白可以經由刺激巨噬細胞，間接促進輔助性 T 細胞分泌介白素 - Ⅱ (interleukin - Ⅱ，IL - Ⅱ)，並能使 T 淋巴細胞生長增殖，並能激發免疫系統中的干擾素、B 淋巴細胞生長因子等。親醣蛋白與人體免疫功能關係密切，並對免疫系統具有確定的功能。

親醣蛋白的結構，可以抑制發炎反應，能應用於預防或治療病患因細菌感染的症狀。親醣蛋白可以用來清除細菌，緩解發炎反應，甚至抑制腫瘤細胞生長。

褐藻醣膠與親醣蛋白有相輔的制癌功能，除了用來對抗腫瘤和癌症外，並可用來發展成為協助對抗一般流行性感冒、禽流感、腸病毒、新流感等之輔助食品。

第 35 章　褐藻醣膠能減輕化療的反應

褐藻醣膠能保護人體器官免受放射線的傷害，同時亦能減輕化療的反應，使患者體質狀況不因化療而下降。

①直接抑制腫瘤

通過誘導癌細胞凋亡和切斷其新生血管，達到直接抑制腫瘤的作用，平均抑瘤率高達 93％以上。

②術前服用，提高手術成功率

能夠提升腫瘤患者的體質，控制病灶發展，防止周圍淋巴轉移，改善重要臟器功能，提高手術切除率。

③術後服用，防止復發和轉移

能夠促進傷口癒合，清除散落在微小血管和淋巴管內的殘餘癌細胞，防止復發和轉移。

④減輕放射線和化療的反應

放化療是腫瘤臨床治療中常用的方法之一，經常產生抗藥性，症狀包含，噁心、嘔吐、皮膚損傷、厭食和失眠等副作用，嚴重時會危及患者的生命，臨床應用表明，同時服用褐藻醣膠，能提高療效並可減緩因化療和放射治療的不適。

⑤改善重症和晚期癌症患者的生活品質，並能延長生命

改善癌症患者生活品質，緩和甚至消除各種症狀。強化患者體質，有效延長生命力。

第36章　褐藻醣膠能抑制幽門桿菌保護腸胃

幽門桿菌為第一類的致癌物質

「幽門桿菌 (pylori)」是造成胃潰瘍、十二指腸潰瘍等消化器官潰瘍的最大原因之一。於 1989 年已將幽門桿菌命名為「Helicobacter pylori」，且於 1990 年在「世界消化器疾病會議」上發表。隨著全世界研究的進展得知，幽門桿菌會造成慢性萎縮性胃炎與胃癌。

國際癌症研究組織於 1994 年，判定幽門桿菌為第一類的致癌物質，依據文獻報告，已有足夠證據顯示感染幽門桿菌會增加人類得到癌症的危險性。

胃炎患者都會感染幽門桿菌

褐藻醣膠對於造成胃潰瘍、胃癌及十二指腸潰瘍的「幽門桿菌」有抑制的作用。現代飲食多傾向高糖、高油加上生活壓力，罹患胃疾的人數驟增。褐藻醣膠可對這些疾病發揮效用。

人體一旦感染到幽門桿菌，若沒有強力除菌，則很難擺脫這個惡夢。感染到幽門桿菌的人數相當多，大約 10 歲族群占 20%，而 40 歲以上的族群占 80%。

幽門桿菌感染者，大多一生呈現無症狀的慢性胃炎，約有 10 ～ 15%的人會得到消化性潰瘍，小於 1%的人會得到胃癌。

100％的慢性胃炎，95％的十二指腸潰瘍、90％的胃癌、75％的胃潰瘍病患皆有幽門桿菌之感染。若能清除掉腸胃道中的幽門桿菌，不但胃炎此改善，十二脂腸潰瘍亦可癒合，並且不再反覆發作，最重要的是，因此可以降低罹患胃癌之風險。

褐藻醣膠能保護及修復胃黏膜

褐藻醣膠具有保護與修復胃黏膜、去除幽門桿菌、提升胃部運動功能的卓越效果。

幽門桿菌具有「吸附於硫酸基」的性質。一般幽門桿菌會吸附於胃黏膜上的硫酸基上，但褐藻醣膠進入胃內之後，幽門桿菌就會附著在褐藻醣膠的硫酸基上，吸附於褐藻醣膠硫酸基的幽門桿菌，並從腸道排出體外。也就是褐藻醣膠具有「去除幽門桿菌的功能」。

褐藻醣膠進入胃內，會包住胃黏膜以保護胃部。褐藻醣膠會滲透至胃黏膜表面，刺激黏膜，有助發炎部分生長出正常細胞，修復潰瘍。

褐藻醣膠改善胃炎的實驗例證

報告曾指出 11 位感染幽門桿菌之受試者，每天攝取 100 毫克褐藻醣膠連續 10 天後，發現近半數受試者有明顯減緩胃發炎狀況，說明褐藻醣膠具有改善胃潰瘍及控制幽門桿菌的功效。

實驗發現褐藻醣膠濃度 16 ～ 30 毫克／毫升可抑制 50％幽門桿菌的附著，褐藻醣膠對於幽門桿菌附著於胃上皮細胞確實有抑制效用。

以蒙古沙鼠 (Mongolian gerbil) 為實驗動物，研究動機是因為幽門桿菌對抗生素之抗藥性日益嚴重，他們想找出可以對抗幽門桿菌之非抗生素性物質。

實驗過程分為活體內 (in vivo) 及活體外 (in vitro)；活體內實驗是觀察沙鼠胃發炎的情形，而活體外則是觀察豬的胃黏膜細胞與幽門桿菌附著之情況。將褐藻醣膠加入沙鼠之飲水中，六周後發現有幽門桿菌感染沙鼠胃炎嚴重度，會隨著褐藻醣膠濃度的增加 (dose-dependent) 而有顯著緩解的情形；褐藻醣膠在 pH2.0 及 pH4.0 時，皆可有效抑制幽門桿菌附著於豬的胃黏膜細胞，以此實驗推斷褐藻醣膠可有效預防幽門桿菌感染，並能降低罹患胃癌之風險。

第 37 章　褐藻醣膠能抑制發炎反應

發炎反應的現象

所謂發炎反應是指我們的免疫系統對外來入侵者所產生的回應現象，包含被微生物侵害而引起的感染。通常局部發炎反應的症狀包含了紅、腫、痛、癢、發熱，甚至是受感染區域會失去行動力。廣泛一點的發炎現象則包含了發燒、畏寒、疲倦、頭痛或失去食慾。

發炎的免疫防禦機制與疾病之間的關聯性

大部份的發炎反應是讓身體壓制細菌、病毒和寄生蟲的反應。當這些會致命的微生物進入體內的瞬間，發炎會啟動防禦性的攻擊，清除入侵者和可能遭到感染的組織廢物，一段時間後就會平息。

有時候整個戰鬥過程並沒有依照指示停止。有些是先天體質的問題，其他則是因為抽煙、高血壓、缺乏運動等其他因素造成發炎的反應持續發生。

發炎反應的機制

　　病原體入侵人體細胞後，免疫系統中的肥大細胞 (mast cell) 會釋放出組織胺，造成周圍微血管的滲漏，這會導致少許的血漿流出，減緩細菌入侵的速度，並且為來自遠處的免疫防禦細胞做準備，讓它們可以輕易的加入戰鬥。同時，另一群稱為巨噬細胞 (macrophage) 的哨兵，立即展開反擊，並且釋放出更多的化學物質，稱為細胞素 (cytokines)，它迅速發出增援的信息，在短時間內一波又一波的免疫細胞湧進這個部位，破壞病菌，同樣的也破壞正常組織，戰爭的結果並未將傷者帶離戰場，反而造成更多的傷害。

　　發炎通常區分為急性與慢性，急性發炎一般在幾天內便可恢復到正常情況，而且特定的防禦細胞會轉移到發炎區。慢性發炎則會持續一段相當長的時間。

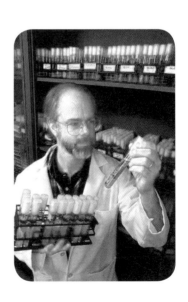

褐藻醣膠能抑制發炎反應

發炎之初期是一種局部防衛反應，急性發炎若持續進行，則逐漸轉成慢性發炎，過度或持續的慢性發炎則會導致腫瘤等疾病的產生。

例如在感染的過程中，革蘭氏陰性、陽性菌細胞壁成分中之 Lipopolysaccharde (LPS)，均會誘導大量一氧化氮 (Nitric oxide)(NO) 與細胞激素 (IL-6、IL-1β、TNF-α……等) 的產生，進而引起發炎反應，嚴重時甚至會引發敗血性休克而造成病人的死亡。

評估褐藻醣膠對抗發炎之功效，分為體外、體內實驗。在體外試驗方面，以測定細胞激素活性的變化來評估，這些促進發炎反應的細胞激素包含有 IL-6、IL-1β、TNF-α 等，同時也測定發炎產物一氧化氮 (NO) 的含量，因為大量一氧化氮會造成細胞傷害與血管過度的舒張，最後引發嚴重的發炎反應與併發症，如敗血性休克、中風、DNA 受損、突變所造成細胞的癌化等。結果發現，褐藻醣膠能有效抑制 LPS 所誘導的一氧化氮產生，同時抑制細胞激素的分泌。

以褐藻醣膠萃取物餵食小鼠，再以花生四烯酸誘發小鼠耳朵發炎腫大，測量小鼠耳朵厚度及分析耳內細胞激素的含量。結果發現，小鼠耳朵經誘發發炎後，其耳殼腫脹率為83％；餵食褐藻萃取物之小鼠，6 小時後，腫脹率已下降至 20％，與控制組的 51％有顯著差異，小鼠耳內的細胞激素含量亦被抑制。

由上述實驗得知，褐藻醣膠確實具有抗發炎的功效；動物實驗發現，無論以管灌(內服)或塗抹(外用)，褐藻醣膠都具抑制發炎的作用，也可以抑制發炎細胞激素的分泌，能顯著的預防發炎現象產生。

第38章 褐藻醣膠與術後沾黏

術後沾黏又稱為「體內疤痕」，是體內傷口癒合時所發生的自然現象。沾黏過度會導致本來應該分開的組織或器官互相黏在一起，成為手術風險之一。對病患而言，術後沾黏主要會造成身體內部的慢性疼痛，此外也會增加再次手術的困難度，以及促使相關併發症的發生。

術後沾黏常見併發症包括：輸卵管沾黏易導致子宮外孕、輸卵管與子宮或骨盆腔側壁沾黏易導致不孕、子宮與膀胱間沾黏易造成頻尿、腸壁間沾黏則易造成腸阻塞等。醫師發現手術 30 年後，術後沾黏的不適感仍會發生，甚至部分患者會因為沾黏引起疼痛症狀，一年需住院數次。統計指出，美國每年因去除沾黏而入院的病例竟高達 30 萬件以上，醫療花費超過 13 億美元。若能避免手術後沾黏的發生，不僅降低患者後續可能發生的不適及併發症，也可降低醫療費用的支出。

褐藻醣膠目前用來預防術後沾黏的方法有：
a. 改善手術技術
b. 抑制發炎反應
c. 手術部位灌洗
d. 使用抗沾黏產品

這些方法主要都是藉由縮小傷口範圍、控制傷口發炎反應、去除多餘纖維組織，或者是將抗沾黏產品敷在傷口上，將可能發生沾黏的組織或器官予以隔開，以達到減少或預防沾黏產生的目的。

加拿大 ARC 藥物中心 (ARC Pharmaceuticals Inc.) 已將褐藻醣膠開發作為手術灌洗液及抗沾黏薄膜。研究人員對幼馬進行腹腔手術，手術後結果發現：若使用含褐藻醣膠的抗沾黏產品，能顯著減少腹腔

內的沾黏數量，同時也將沾黏嚴重指數 (Adhesion severity score) 由 14.5±3.77 降至 3.7±1.47，更重要的是，褐藻醣膠對術後組織的生長不會產生任何影響。

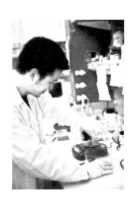

以兔子為實驗動物進行腹腔手術結果發現，手術過程中使用含褐藻醣膠的手術灌洗液，能避免兔子的子宮與腹腔壁間產生沾黏現象。進一步又以兩種人類手術用藥與褐藻醣膠手術灌洗液進行比較試驗，結果顯示，褐藻醣膠手術灌洗液能顯著減少沾黏的面積及降低術後沾黏指數。因此，學者認為，未來若能將褐藻醣膠開發作為人類用藥，將有極大的機會減少因沾黏所導致的不孕症。

「沾黏不是病，痛起來要人命」，沾黏的發生主要是與個人的體質有關，往往在手術過後又為患者帶來另一項危機，若想提升術後生理、心理及生活品質，抗沾黏產品的開發將是醫療發展的重點之一。研究得知，不論是以口服或是外敷的方式給予小鼠台產褐藻水溶性多醣，均可顯著抑制小鼠的發炎反應，因此推測褐藻醣膠可藉由抗發炎的特性，進一步達到抗沾黏的作用。

第39章　褐藻醣膠的藥用價值與功效

　　褐藻醣膠對於現代文明病和慢性疾病都有很好的改善效果。對腫瘤、癌症、肝病、糖尿病、高血壓、胃潰瘍、便秘、花粉症以及皮膚炎等，經過長期食用褐藻醣膠後，身體的狀況均獲得改善，免疫力加強、不易感冒。

　　眾多實驗結果得知，褐藻醣膠能讓患有腫瘤的實驗鼠，腫瘤縮小甚至消失，褐藻醣膠同時也能有效抵抗化療帶給正常細胞的損傷，增強細胞的自癒力，使癌症患者或慢性病患，增強食慾、改善睡眠品質以及精神狀況。

　　褐藻醣膠並非藥物，但是有改善體質、降低慢性病併發症風險的功效。褐藻在傳統中藥常被宣稱主治癭瘤結氣、消潰腫、治惡瘡等功效，就科學角度評斷，它與免疫調節作用有相當大的關連。在低分子化處理下，褐藻醣膠的醣類分子越小越有利於腸道吸收利用。

褐藻醣膠的功效

其功效包括：

- 誘導癌細胞凋亡
- 細胞再生
- 抑制癌化細胞血管新生
- 保持循環系統健康
- 抗癌、抗腫瘤
- 調節免疫力
- 抗過敏反應
- 抗血液黏稠
- 調節發炎反應
- 維持關節功能
- 降低膽固醇
- 抑制凝血、防止血栓
- 抑制血壓上升
- 抗氧化作用、消除自由基
- 抗潰瘍

- 增強肝機能
- 皮膚保濕和收縮
- 生育毛髮
- 改善便祕
- 防止貧血
- 抗ＨＩＶ及多類病毒
- 抑制幽門桿菌，改善腸胃不適
- 抑制血糖值上升
- 預防高血脂症
- 提升能量
- 改善腎功能
- 抗疲勞作用，保持活力
- 肌膚保濕及抗皺
- 防止老化
- 預防痛風

　　褐藻醣膠本身具有很強的抗輻射能力，在體內能形成膠凝狀物質，有助於排除毒素物質，並選擇性濾除鍶、汞、鉛、鎘等重金屬，阻止人體吸收鉛等有害金屬，並排除人體內的放射性元素。褐藻醣膠能有效減輕放化療給患者帶來的骨髓抑制、白血球下降、噁心嘔吐、失眠厭食等副作用。褐藻醣膠可以有效預防動脈血栓形成，且不會因此增加出血的風險。褐藻醣膠能保護細胞膜的穩定，免受化療藥物的副作用。褐藻醣膠對化療所引起的造血器官損傷及刺激造血功能恢復有很好的作用。能保護細胞，提升病患的生活品質。

第 40 章　褐藻醣膠有助於降低體脂肪

藻褐素能分解過剩的脂肪

　　近年來，國人飲食型態漸趨歐美化和精緻化，造成攝食過多高熱量及高脂肪的食物，再加上運動量不足，很容易出現過於肥胖的情形。肥胖是導致糖尿病、高血脂症、心臟病等慢性病的因素之一。

　　篩選能減少脂肪堆積的活性物質，是目前科學界熱門的研究課題之一，由褐藻類所提萃出的藻褐素，可以活化白色脂肪組織中的去偶合蛋白質 -1(uncoupling protein-1; UCP1) 能消除過剩脂肪，達到自然減重的目的。

肥胖的定義為何？

　　「肥」是「脂肪」的意思，過肥就是指體脂過剩。人體是由體脂和無脂體塊（lean body mass）兩部分所組成。在無脂體塊中其實還是

含有少許脂肪，這是人體存活的必要脂肪，大約占體重的 2％。無脂體塊包括有骨骼、腦、皮膚、肌肉、器官、結締組織、體液、血液以及其它身體部門。人體超過 2％以上的脂肪則為儲備脂肪，稱為體脂或體脂肪。

一般而言，體重如果高於理想體重 10％，就是過重，高出理想體重 20％就可稱為肥胖。這種方法雖然簡單，但是對於骨骼特別粗大、肌肉發達者並不完全適用。人體理想的脂肪含量，男性約為 12％～20％，女性為 20％～30％。

減肥成藥會影響身體健康

台灣年輕婦女心目中所期望的體重與國內通用的身高減 70 乘以0.6，相差約 10％，這是因為一般女性都有追求偏瘦的趨勢，假如所追求的體重與理想體重相差達 15％，則是過瘦，過瘦會影響到身體健康。

依靠藥物減肥，只能短暫的輔助減重，斷藥後仍然會復胖。根據統計，以減肥藥品減重，多半是脫去體內的水分，不當控制大腦的「攝食中樞」，並且過度提高代謝率，往往會造成耳鳴、脫髮、心悸、精神不濟、失眠、沮喪、易怒、皮膚鬆弛，甚至休克或肝腎受損。使用減肥成藥的人，包括流行的雞尾酒療法等，多少都會影響身體健康，有高達 80％的人停藥後，體重會直線上升，發生愈減愈肥的情形。

減肥肉，不要減瘦肉

瘦肉組織是人體健康的本錢，不當的減肥，只注重到體重的降低，沒有兼顧身體健康，常會造成減肥肉也減瘦肉，甚至於只減到瘦肉。身體的非脂肪組織，諸如內臟、骨骼、淋巴、肌肉、血液等，都會因

為減肥不當而耗損。不適當的減肥方法,表面上達到體重下降的目的,但是未能兼顧到身體健康,減去肥肉同時也將維繫身體健康的瘦肉同時減掉。這些瘦肉是身體非脂肪組織的肌肉、內臟、骨骼、血液、淋巴等,如果減重不當會造成非脂肪組織的耗損,因而導致身體虛弱、免疫力下降、內分泌失調、記憶力衰退、精神不能集中、易怒甚至產生幻覺等現象。

褐色脂肪能有效分解體內的游離脂肪酸

人體的脂肪組織分為兩類,分別是白色脂肪組織及褐色脂肪組織。白色脂肪組織主要功能是把過多的熱量囤積為三酸甘油脂,也就是俗稱的脂肪。而褐色脂肪組織在分解脂肪的過程中,能有效分解體內的游離脂肪酸,從中產生熱能並增加能量的消耗。褐色脂肪組織會隨著年齡增加而逐漸減少,成年人幾乎已沒有褐色脂肪組織。

加入藻褐素有利於脂肪分解

研究發現,增加老鼠體內的褐色脂肪組織,會使老鼠較難蓄積脂肪。主要的原因是存在於粒線體內膜中的去偶合蛋白質 -1,會把過多的能量轉換成熱能並在生物體中消耗掉。

如果缺乏去偶合蛋白質 -1,從食物所吸收的過多能量便會轉為脂肪,並在體內累積導致肥胖。

過去認為去偶合蛋白質 -1 僅存在於褐色脂肪組織中,近年研究卻發現在白色脂肪組織中也可以偵測到。科學家發現藻褐素可以解決脂肪堆積問題。藻褐素富含於昆布、馬尾藻、裙帶菜、海蘊等褐藻中的一種海藻色素。

研究發現，小鼠攝食含有藻褐素的飼料，可以活化白色脂肪組織中的去偶合蛋白質 -1，進而抑制脂肪堆積，並且在整個飼育研究過程中，未發現任何有害效應。研究發現，連續 15 天以口服方式給予小鼠褐藻萃取物，可顯著提升小鼠肝臟中的脂解酶活性，加速小鼠血液中的三酸甘油酯分解，達到降血脂目的，可大幅改善脂肪肝和高血脂症。

　　正在減重或希望減重者，不妨食用褐藻萃取物，協助降低脂肪的吸收率。以營養均衡和熱量適中的食譜，搭配持續的運動，增加熱能消耗，達到既健康又苗條的目的。

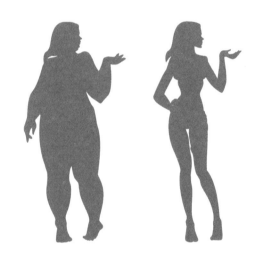

第41章　褐藻醣膠啟動體內的癒療幹細胞

自體幹細胞具有維持健康的潛力

人體內存在著具有超能力的「原始細胞」，能為各種受損害的組織進行複製和再生，這些未分化的細胞被稱為幹細胞。

人體在特定時間所能製造的幹細胞數量是有限的。這些幹細胞的數量會隨著年齡的增長而逐漸減少，導致未老先衰和提高罹患退化性疾病的風險。

人體內的幹細胞能在體內進行自我修復，和分化成體內 220 餘種不同細胞中的任何一種細胞。它在腎臟可轉變為一個全新的健康腎細胞，在肝臟同樣能轉化為新的健全肝細胞。

自體幹細胞具有廣闊的治療前景

依照細胞在人體發育的來源，人體幹細胞可分成兩大類，一類是「成體幹細胞」，另一類是「胚胎幹細胞」。胎兒在母體內時有「胚胎幹細胞」，胎兒離開母體後，其全身帶有的幹細胞則屬於「成體幹細胞」。成體幹細胞是在受特定外在因子誘導下，能分化為某一種或相關類型的細胞，例如存在大腦的神經幹細胞只負責分裂產生神經元以及神經膠原細胞，存在骨髓的造血幹細胞則能製造紅血球、血小板及白血球等。

人一生之皮膚、血液組織等，其所以會不斷更新，是因為幹細胞分化出新細胞，取代受傷、衰亡的細胞。近兩年的生物醫學研究進展中，誘導式多能性幹細胞是一項非常重要的技術突破，且進展快速。產生自體幹細胞給予基因修復和細胞再生將成為未來的治療疾病和預防老化一項重要訊息。也給予再生醫療領域一個重要應用價值。

幹細胞療法是相當好的抗衰老方法

產生自體幹細胞無疑是相當好的抗衰老方法。臨床試驗證明使用幹細胞療法，可增強人體免疫力、加強消化吸收、減緩便秘或腹瀉、骨骼架構恢復致密、新生毛髮、增進視力、預防老花眼或白內障、改善心情、提升記憶力、集中精神、穩定情緒、明顯降低焦慮不安、改善牙周病、防止乳房下垂、預防心血管疾病、預防骨質疏鬆、減肥、降低膽固醇等顯著功效。

自體幹細胞對婦女月經不順、性慾低下、男性前列腺肥大、陽萎、排尿困難、尿頻、夜尿等症也具良好效用。幹細胞療法能使體態恢復青春、皺紋消失、膚色紅潤、緊縮皮膚彈性，是相當好的抗衰老方法。

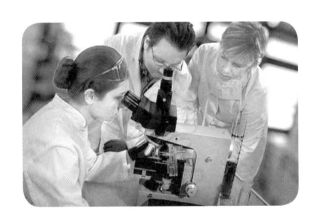

褐藻醣膠能釋放骨髓內的幹細胞

　　據實驗性血液學期刊（Journal of Expermental Hematology 35 (2007) 989-994 Fucoidan ingestion increase the expression of CXLR4 on human CD34+ cells 研究報告指出，褐藻醣膠能啟動及釋放骨髓內的幹細胞，也能激活受體，啟動「自動導向」功能，好讓幹細胞能快速到達老化或受損的組織，進行修復。

▲幹細胞是人體內的多功能細胞，也就是說，這種細胞可自行更新和分化成各種組織特有的細胞。這些細胞能變為身體任何需要癒療之部位的細胞。

▲幹細胞能隨體內循環的血液輸送至全身，以尋找有急性損傷或正在慢性衰退的組織。一旦抵達受損組織，幹細胞便能增生，轉化成該組織的健全細胞。 要取得最佳癒療效果，關鍵在於幹細胞的輸送量：流動於血液中的幹細胞數量愈多，所能動用及幫助修復受損組織的癒療能量也就愈大。

　　褐藻醣膠是一種能增進幹細胞釋放能量的天然營養食品。有了褐藻醣膠，可以使癒療過程做好充分準備，幫助減緩並抑制未老先衰和疾病的出現。

　　褐藻醣膠能為身體提供所需的營養素，促進骨髓的幹細胞增生效率，增加其數量。

　　除此之外，此增生過程也非常迅速，因此新增的幹細胞得以快速被輸送至身體各個部位，即時進行更生或癒療。愈多幹細胞在人體血液中輸送，人體的癒療能力就愈強。

第 42 章　褐藻醣膠應用篇

選取及食用褐藻醣膠應注意的事項

　　褐藻醣膠對人體有益，能改進許多慢性病的症狀。是大人、小孩及孕婦都能食用的機能性保健食物。但是在食用前，應該知道如何選擇適合自己的產品，同時要注意食用後可能會產生的某些生理現象。

　　正常情況，食用褐藻醣膠不會產生副作用，但是對海藻食物有過敏現象者，建議請教醫師或專業營養師後再服用。

　　為了改進體質而食用某種健康食品時，可能在食用後會產生某些程度的「排毒反應」，也就是所謂的「好轉反應」或稱為「瞑眩反應」，這些現象可能包括有皮膚發癢、起紅疹、疲倦、脹氣以及胃腸不適等現象，這些現象應該在短短數天或數週後就會消失。

　　但是在服用褐藻醣膠後，則不容易出現好轉反應，既使出現自知性好轉反應，其反應程度也很低，同時比率也很低。這是褐藻醣膠的另一種好處，食用者不必經過痛苦的排毒期，而是自然逐漸改進體質。

　　褐藻醣膠含有豐富的膳食纖維，會使有些人產生軟便現象，同時能清理腸道宿便，經過清理後的腸道，則會變得更健康。褐藻醣膠也具有抗凝血作用，服用抗凝血藥物者應先請教專業人士。

　　褐藻醣膠是一種價格較昂貴的保健食品，原因在於其萃取的過程與純度。以 1 公斤的海蘊而言，僅從中萃取出約 1 公克的純質褐藻醣膠。若以裙帶菜孢子葉來萃取，需要以 278 公斤的裙帶菜孢子葉，才可萃取出 1 公斤的褐藻醣膠。如果要利用褐藻醣膠來維護健康、預防疾病或治療，就必須服用來自褐藻的萃取物褐藻醣膠，因為如果每天持續吃上數公斤的褐藻，不僅對健康沒幫助，反而會造成攝取過多的

鹽分、碘、鉀等礦物質，造成營養失調。

　　目前市售的各種褐藻醣膠產品，包括有丸狀、顆粒、錠劑、膠囊以及液體各種類型。原則上各種型式的保健食品，因使用者的需要而定，並不影響食品本身的本質。但是在選購時，要了解褐藻醣膠萃取物的原料和來源，以及萃取的純度、生產技術，是萃取物還只是濃縮物，以及其中多醣體含量和分子的大小等。

　　正宗的褐藻醣膠是一種多醣體，就跟菇類的多醣體一樣甜味很淡。同時吸水性較強，加水後常有黏滑的現象。

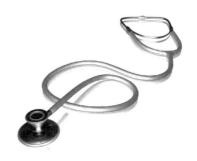

各專業學者對於褐藻醣膠的研究與推動

來源：經濟日報　A18褐藻醣膠研討會　中華民國105年4月8日　星期五

褐藻醣膠
慢性病新契機

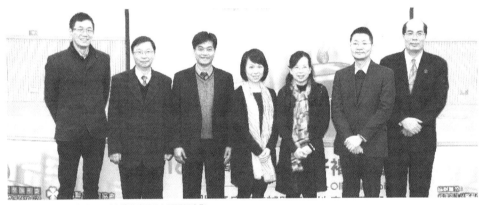

第8屆台灣小分子褐藻醣膠研討會慢性病運用主題講師合影。

第八屆台灣小分子褐藻醣膠研討會-慢性病運用篇
主辦單位：台灣褐藻醣膠發展學會、台灣聯合抗癌協會
協辦單位：經濟部生技醫藥產業發展推動小組、台灣癌症基
　　　　　金會、乳癌防治基金會、台灣防癌協會、中華海
　　　　　洋生技股份有限公司
時　　間：105年3月27日
地　　點：台大醫院國際會議中心

調控微小RNA 降低肝癌細胞侵犯性

萬芳醫院癌症轉譯研究室賴基銘研究副院長所率領的團隊（顏明德博士、姚智榮博士），在實驗研究發現，台灣小分子褐藻醣膠對於肝癌細胞有抑制生長與降低侵犯性與轉移的作用。

承許先業教授的研究發現，癌細胞轉移的侵犯性與「上皮─間質特性的轉化」（EMT現象；epithelial─mesenchymal transition）有關，台灣小分子褐藻醣膠會阻止TGF Beta經由轉錄因子而對肝癌細胞的間質轉換，抑制癌細胞的侵犯性。萬芳醫院癌症轉譯研究室團隊則指出台灣小分子褐藻醣膠另一個抗癌機制，就是藉由提升具有抗癌作用的微小核醣核酸（microRNA）「miR-29b」，來抑制癌症細胞的生長及侵犯性。

研究發現，台灣小分子褐藻醣膠，能顯著上調肝癌細胞內的miR-29b，而提升此具有抑癌作用的miR-29b後，可抑制其標的基因（target gene）DNMT3B的表現。

台灣小分子褐藻醣膠不僅針對miR-29b-DNMT3B-MTSS1這條路徑進行調節，而且也對肝癌細胞的TGF-β信號傳導路徑進行抑制。由表觀基因調控（epigenetic modification）的microRNA分子基因層級切入，證明台灣小分子褐藻醣膠抑制肝

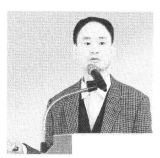

萬芳醫院癌症轉譯研究室姚智榮博士。

癌細胞生長、侵犯及轉移之機轉及途徑，待完成動物實驗後，未來將計畫進行臨床試驗，評估其運用於癌症輔助治療的效用，以減少癌症患者治療後之再復發。

新機制抗腫瘤活性 抑制轉移率

陽明大學醫學生物技術研究所許先業教授在過去幾年研究發現，小分子褐藻醣膠能有效減少肺癌及乳癌的腫瘤體積，並有抑制癌細胞存活、增殖的作用，甚至具有抑制腫瘤細胞轉到身體其他器官的功能。

許先業指出，褐藻醣膠能大幅降低癌細胞內部促成其轉化生長因子的TGF Beta受體數量，由於癌細胞的TGF Beta受體可由上千個大幅降至一兩百個，等於有效關掉細胞進出人體的大門，降低了衍生數量。

透過小鼠的研究發現，不管是移植入乳癌或肺癌的小鼠，經餵食小分子褐藻醣膠後，一個月後其腫瘤體積為未餵食者的1/4大小，且可減少5倍以上的轉移率，小鼠的存存活天數顯著延長。

小分子褐藻醣膠藉由增強泛素主控降解轉化生長因子β受體，減少腫瘤轉移，讓腫瘤縮小，是小分子褐藻醣膠可以抑制諸多的腫瘤的原因。小分子褐藻醣膠現已發展到人體臨實驗，具有發展成為抗癌藥物或癌症病患膳食品補充劑的潛力。

許先業教授實驗團隊也持續探

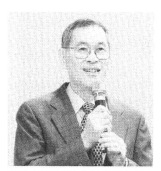

陽明大學醫學生物技術研究所許先業教授。

討台灣小分子褐藻醣膠在預防之運用。

抑制癌幹細胞生長 提供治療新方向

腫瘤的轉移、復發及形成抗藥性，是阻斷癌症的病人治療的主因，癌幹細胞已被證明與此具有高度相關性。因此，消除癌幹細胞是癌症治療的重要方向。萬芳醫院癌症轉譯醫學研究室醫學研究員顏明德從初步的細胞實驗顯示，小分子褐藻醣膠可以對癌化或癌幹細胞化有抑制的作用，抑制腫瘤細胞轉移的過程。

研究團隊測試台灣小分子褐藻醣膠對於肝癌幹細胞的影響，證實除了可抑制肝癌細胞之生長，更減少L02／Snail細胞腫瘤球的數量及大小。另外，通過分子訊息路徑分析和腫瘤球測定，發現台灣小分子褐藻醣膠能夠抑制Snail基因的表現，並通過抑制Snail／RKIP訊息傳遞路徑減少腫瘤球的形成。

在肝癌動物實驗模式中，台灣小分子褐藻醣膠能有效抑制肝腫瘤的生長，研究團隊將進行了一系列的實驗，證明在體內和體外抑癌詳細的分子機制。因此，台灣小分子褐藻醣膠是消除癌幹細胞，減少癌細胞再復發和治療癌症極具潛力的天然物。

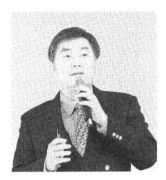

萬芳醫院癌症轉譯醫學研究室醫學研究員顏明德。

增強抑癌基因活性 促進化療效果

國家衛生研究院分子與基因醫學研究所副研究員徐欣伶研究發現，小分子褐藻醣膠不僅能增強腫瘤抑制因子p53的功能活性，調節癌細胞內氧化代謝，還能促進大腸癌細胞化療效果。

從細胞實驗顯示，小分子褐藻醣膠與抑癌基因p53具有共事效應，並增強p53的功能活性，減少毒害性過氧化物產生，促進具有p53的大腸癌細胞的基因修護能力，並且協助抗癌藥物效應。但是小分子褐藻醣膠能增加p53缺失的大腸癌細胞對抗癌藥物反應，讓癌細胞進行持續性基因斷裂進而走向凋亡途徑。

前人的研究發現，罹患轉移性結腸直腸癌患者對於化療藥物順鉑（cisplatin）和依託泊西（etoposide）共同療法有良好的反應。此外，她的實驗室研究新發現小分子褐藻醣膠能協同p53去降低cisplatin 或etoposide兩款化療藥物所誘發的發炎因子，預期未來可能減少大腸癌病人接受化學療法之後的副作用。從動物實驗中也初步發現，小分子褐藻醣膠具有減緩大腸癌細胞在動物體內腫瘤的生長。

綜合上述研究結果，小分子褐藻醣膠提升p53功能並且影響癌細胞的氧化代謝途徑、抑制

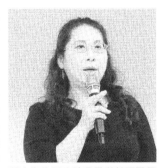

國家衛生研究院分子與基因醫學研究所副研究員徐欣伶。

DNA斷裂的訊息及基因過度損傷和調控特定的細胞激素功能。預期未來能有效運用在抑制癌細胞增殖和改變腫瘤微環境。

抗子宮肌瘤研究 首度發表

台北醫學大學保健營養學系副教授夏詩閔研究小分子褐藻醣膠抑制子宮肌瘤細胞增生之效應，目前已經進行細胞實驗，從初步的研究發現，小分子褐藻醣膠的確能使子宮肌瘤產生細胞凋亡。

目前認為子宮肌瘤主要由荷爾蒙、生長因子、平滑肌過度增生和細胞外基質不正常堆積所造成。而食物中之化學物質有些具有預防或治療疾病的功效，其中，小分子褐藻醣膠於先前研究中發現具有抗氧化、抗發炎之效果，並且可預防或治療癌症，像是乳癌和肝癌等

，但小分子褐藻醣膠對於子宮肌瘤相關之影響效應目前未見相關研究文獻發表。因此本研究的目的為: 了解小分子褐藻醣膠對於子宮肌瘤細胞生長及細胞外基質堆積的影響效應。

由初步研究結果可知: 1.小分子褐藻醣膠能抑制ELT－3細胞增生並影響其細胞型態；2.小分子褐藻醣膠可以使子宮肌瘤細胞周期停滯於S 、G2/M期；3.小分子褐藻醣膠能使子宮肌瘤產生細胞凋亡。

因此，小分子褐藻醣膠具有開發成改善子宮肌瘤相關保健食品配方或藥物的潛力，未來

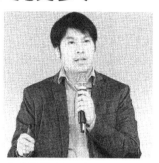

台北醫學大學保健營養學系副教授夏詩閔。

將繼續朝動物實驗及人體臨床的方向進行，尋求更多小分子褐藻醣膠對於子宮肌瘤改善的科學證據。

慢性B肝治療 臨床研究啓動

光田醫院內科部主任柯萬盛醫師表示，目前慢性B型肝炎的治療，以干擾素和口服抗病毒藥物為主，但功能性治癒仍然有限的，因為要達到此目的，除了強效抗病毒藥外，免疫調節藥物是決定性藥物之一，因此目前醫學界積極尋求免疫調控的藥物或營養輔助劑，來幫助以免疫觸動將B肝病毒所表達之基因清除，如此才能達到完全治癒之境界。

由於台灣小分子褐藻醣膠的功能是多面向，據研究發現有

保肝及免疫調節方面的功能，能產生先天及後天免疫的觸動，在動物實驗中對於抑制肝癌也有一定的作用，光田醫院柯萬盛醫師，在去年研討會中，分享以台灣小分子褐藻醣膠治療肝癌病歷後，今年則計畫進行「慢性B型肝炎免疫耐受期患者補充台灣小分子褐藻醣膠之人體臨床試驗」，希望觀察慢性B型肝炎患者補充台灣分子褐藻醣膠是否可以降低B型肝炎表面抗原，降低B型肝炎病毒量，調整免疫細胞及激素等作

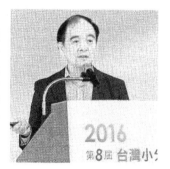

光田綜合醫院內科部主任柯萬盛。

用，希望未來能成為運用於肝病臨床治療之輔助。

合併小分子褐藻醣膠 糖尿病輔療新轉機

一般糖尿病藥物主要以調降血糖爲標的，但對於胰島細胞損傷及凋亡無法有所助益，因此糖尿病患者經過10~12年藥物控制血糖後，常會因爲胰島細胞功能喪失而需施打胰島素。糖尿病患者也因爲脂毒性及糖毒性的累積，造成血管受損，衍生其他器官病變。因此如何修復胰島細胞及長期穩定血糖值，是目前糖尿病治療重要之發展課題。

慈濟大學醫學科學研究所周志中教授及台灣海洋大學生命科學暨生物科技學系黃培安博士，針對「台灣小分子褐藻醣膠」及「高穩定藻褐素」調節血糖之機轉研究發表專題。

周志中教授，於細胞實驗中發現，台灣小分子褐藻醣膠於治療組中，促使胰島素之前驅因子表達顯著增加，而在以動物實驗模擬惡糖尿病的模式下，連續餵食台灣小分子褐藻醣膠6周，發現台灣小分子褐藻醣膠不僅能調節高血糖，甚至能減少及修復胰島細胞之損傷，進而增加血中胰島素濃度，並改進OGTT的異常。

黃培安博士，則是透過「台灣

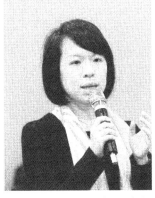

國立台灣海洋大學生命科學暨生物科技學系黃培安博士。

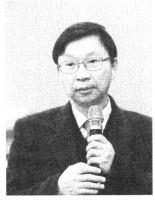

慈濟大學醫學科學研究所周志中教授。

小分子褐藻醣膠」合併「高穩定藻褐素」之複方，餵食先天肥胖糖尿病小鼠，發現顯著降低空腹血糖值，加強口服葡萄糖耐受性，及改善胰島素阻抗，相較於單獨使用「台灣小分子褐藻醣膠」，兩者合併使用後，不僅穩定血糖效果不亞於糖尿病用藥－Metformin，更難能可貴是可進一步修補已受損胰島細胞，避免因胰島細胞受損、甚至凋亡所帶來之糖尿病併發症，爲糖尿病輔助治療帶來新契機。

周教授更進一步明確指出，「台灣小分子褐藻醣膠」合併「高穩定藻褐素」調控高血糖之機轉，是藉由提升腸泌素GLP-1及受體GLP1R之表達及活性。

GLP-1爲腸降血糖激素，能抑制胰島細胞凋亡、促進胰島細胞修復及增生。在調控血糖方面，GLP-1可降低升糖素Glucagon及增加胰島素Insulin分泌，並依據血液中血糖量進行調節，因此不會造成糖尿病患者低血糖的隱憂。

高穩定藻褐素　控制肥胖指標

　　爲研究高穩定藻褐素對脂肪幹細胞之影響，衛生福利部雙和醫院兒科部施秉孝與台北醫學大學附設醫院體重管理中心王偉，以減肥手術病患之脂肪組織進行異種移植於免疫缺陷小鼠（athymic nude mouse）爲模式，探討高油脂飲食對於人類脂肪組織生長的生理機制，以及瞭解褐藻萃取物在調控動物生理代謝之活性。

　　實驗先以高脂飲食誘導動物產生代謝異常，再持續餵食高穩定褐藻素以觀察其影響。

　　研究發現餵食高穩定褐藻素能有效抑制人類脂肪組織的生長，同時對於血液中血糖、三酸甘油脂、天門冬胺酸轉胺酶等肥胖指標皆能有效控制，並且對於促發炎之細胞激素亦有所抑制。

　　本研究成果將有助於了解台灣天然藻類萃取物藉由影響相關分子機制的表現以調控脂質的代謝，對於肥胖及相關疾病患者的治療可能提供天然而有效的策略。

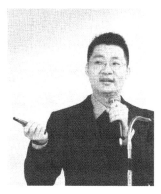

衛生福利部雙和醫院兒科部醫學研究員施秉孝博士。

低劑量小分子褐藻醣膠　減少腎小管纖維化

　　根據國民健康署統計，台灣每10名成人就有1人罹患慢性腎臟病，而末期腎臟病患者的洗腎原因中，糖尿病占比45％穩居第一，台北醫學大學醫學系腎臟科陳正憲博士，就「台灣小分子褐藻醣膠於慢性腎病變的小鼠中抑制腎纖維化」發表專題。

　　研究發現低劑量小分子褐藻醣膠對於慢性腎臟病人可能具有保護效果，腎小管間質纖維化被認爲是慢性腎臟病惡化決定因子，迄今皆未證實小分子褐藻醣膠具有改善腎臟纖維化可能性，實驗中先以3個月時間，建立慢性腎病變末期動物模式，再以台灣小分子褐藻醣膠介入6周，結果發現低劑量小分子褐藻醣膠明顯減少腎纖維化，並降低血液中肌酸酐含量，增加肌酐酸清除率，但用量提高後並無劑量依賴性。

　　另外在投予高穩定藻褐素後，發現可顯著減少腎小管細胞凋亡，減緩腎臟之惡化。未來研究團隊將朝尋找出「台灣小分子褐藻醣膠」最適宜用量，並合併「高穩定藻褐素」共同研究，期待能發展成爲慢性腎臟病臨床輔助治療模式。

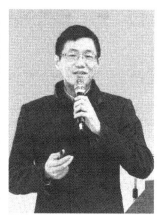

台北醫學大學醫學系腎臟科陳正憲博士。

抑制氣管平滑肌增生 建立氣喘臨床指標

氣喘是全世界最常見的慢性疾病之一，氣喘症狀的形成最明顯的是整個呼吸道的結構改變使得氣流阻塞，呼吸道結構改變最明顯的是氣管平滑肌細胞肥大或／和增生造成呼吸道壁的肥厚，因而造成氣道狹窄，此外氣管平滑肌亦被認為也是呼吸道發炎的作用細胞，因此減少氣管平滑肌的增生和活化是治療氣喘的重要目標。

當氣管平滑肌細胞遭受血小板衍生因子－PDGF刺激時會造成異常增生，弘光科技大學營養系暨營養醫學研究所邱雅鈴博士實驗室，發現不同劑量台灣小分子褐藻醣膠，皆能抑制此不正常生長，且隨劑量提高，抑制效果更為顯著。

另外台灣小分子褐藻醣膠，在調控TH1及TH2免疫系統平衡、減少過敏細胞素表達，先前已有明確動物實驗證實，邱博士團隊今年將進一步進行氣喘之人體試驗，以作為未來臨床運用之指標。

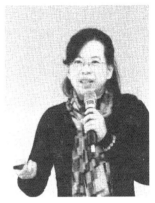

弘光科技大學營養系暨營養醫學研究所副教授邱雅鈴。

改善發炎 調整免疫細胞

糖尿病的成因常與慢性炎症相關。褐藻提取物已知具備有助於抗腫瘤，抗發炎及清除自由基活性的生物效應。最近的研究也顯示褐藻中的褐藻醣膠與藻褐素可以改善肥胖和糖尿病的傷害。

國立台灣海洋大學食品科學系細胞免疫實驗室龔瑞林教授，實驗結果表明，藻褐素可顯著改善高血糖和胰島素抵抗，並具有劑量依賴性。藻褐素可以降低TNF-α，IL-6和血清IgA 和IgE抗體的數值，然而增加IL-10和IgM／IgG分泌量。在特異性免疫反應方面，褐藻醣膠可以增加抗OVA IgG的分泌，增加介白素-2的分泌，並減少OVA刺激脾細胞白介素-10的分泌。此外，它也提高了脾臟NK細胞活性和血液中單核細胞的吞噬能力。

綜合上述結果顯示，飲食補充褐藻提取物可藉由抗發炎功能改善高血糖、胰島素抵抗及調節免疫細胞。

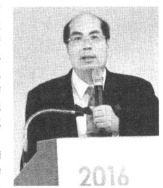

國立台灣海洋大學食品科學系主任龔瑞林教授。

第六篇

生命之母——海洋之於疾病

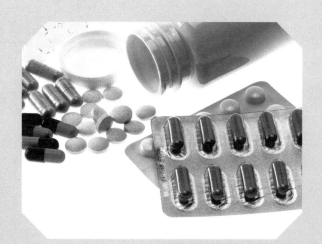

第43章　健康的真正標準

真正健康的10項準則

身體沒有生病徵兆不代表是完全健康。

西元1974年，世界衛生組織將健康定義為「健康是指生理、心理及社會適應方面全部良好的狀態，不僅是指沒有生病或體質健壯。」

世界衛生組織所制定的10項健康標準為：

1. 以充沛的精力負擔日常生活，而不感到過分的緊張和疲勞。
2. 處事樂觀、態度積極、樂於承擔責任。
3. 懂得適時休息，有良好的睡眠。
4. 應變能力強，能適應外界環境的變化。
5. 能夠抵禦一般感冒和傳染病。
6. 體重適當、身材勻稱，站立時身體協調。
7. 眼睛明亮、眼瞼不發炎。
8. 牙齒清潔、無齲齒及牙周病。
9. 頭髮有光澤、無頭皮屑。
10. 肌肉飽實、皮膚有彈性。

「健康」是一種身心靈平衡喜悅的狀態。以西方醫學之父希波克拉底的養生金言「食物就是我們的藥」，再回歸我們老祖宗的智慧《黃帝內經》所謂「上醫，不醫已病之病，而治未病之病」，可證東方和西方的傳統養生智慧，早已強調「預防勝於治療」，意指趨於安定而達到身心平衡狀態，以本身自然自癒力，達成防治疾病的健康醫學。

「健康」和「疾病」之間的「亞健康」

一般人區分身體的狀況大多只以健康和疾病來衡量。所謂健康者為無病也，有病者為不健康也。「健」是指身體健全，「康」是指心神康樂。健康是包括了生理和心理兩個層面的。而現今的社會中出現一種身體軟弱無力或是精神恍惚的人，在醫學臨床上卻無明顯的病變證據，在現代醫學上稱之為「無器質性病變的某些功能性改變」，又將其稱為「第三狀態」或是「灰色狀態」，因為這類狀態種類多樣不固定，所以醫學上又將它稱為「不定陳述綜合症」，也就是目前醫學界所提出的介於「健康」和「疾病」之間的「亞健康」。

亞健康已成為國際間醫學研究的重要項目，除了上述的各種名詞外，「亞健康」也可稱為「次健康狀態」、「潛病狀態」、「慢性疲勞綜合症」等。世界衛生組織 (WHO) 已將亞健康列入為一項預防性的健康策略，並且指出處於亞健康狀態的人，雖然其身體沒有疾病症狀，但並不是「健康人」，久而久之會造成身體上各種器官失調，有潛在發病的傾向。

根據世界衛生組織的全球調查結果顯示，全世界真正健康者僅占 5 ～ 15%，患有各種疾病者占 15 ～ 20%，而處於亞健康狀態的人則占 65 ～ 75%。也就是以統計學統計，在人群中真正健康者和生病者

總計不足 1/3，而有 2/3 以上的人群是處於健康和疾病之間的過度狀態，也就是「亞健康狀態」。如果處在亞健康狀態的人，重視預防醫學並且及早處理得當，則身體就可轉向真正健康；反之，如果未能及時預防，病痛纏身只是遲早之事。

　　介於健康與疾病者，通常可以藉由改變生活方式、補充適當機能性營養食品來加以預防和改善，甚而達到完全健康的狀態。

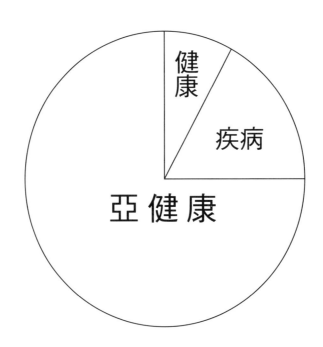

第44章　藥物無法取代免疫系統的功能

西方醫學治病的方式，即是疼痛者止痛、咳嗽者止咳、發熱者降溫，這一類的治療方式屬於對抗療法，其治療的目標就是消除不適的症狀，強調用反制性的藥物治療疾病，視症狀與疾病為一體兩面，例如咳嗽者不咳就達到治療目標。

其中「抗生素類」藥物與身體免疫系統類似，但是絕不可取代，藥物只能針對單一或是少數幾十種的病菌產生效果，而且會不斷地發生變種、不斷地產生抗藥性，因為藥物效果有其範圍與限制，目前沒有任何藥物可以替代免疫系統。

免疫系統也會老化

身體有一定的基本免疫能力，經過免疫反應後，下次再有同樣的外來物入侵時，免疫系統就可以更快地辨別出入侵者，並加速消滅。

但是免疫力會因許多因素而下降，例如不可抗拒的人體自然老化現象，免疫系統成熟、增生、退化、萎縮的過程中，從增生到成熟約是在十幾歲至二十歲間；成年後，生產免疫細胞的胸腺、淋巴結、扁桃腺會越來越小，之後免疫系統生產免疫細胞的能力就開始漸漸減弱；到了五、六十歲之後，免疫力就開始走下坡。

中西醫對於免疫和感染的觀點相似

免疫力下降失調的原因，有可能是因為免疫細胞的數量減少、存活時間變短、免疫細胞的品質差、運送免疫細胞的器官功能差、或者是免疫細胞無法發揮作用，無法消滅入侵者的病原，因而發病。

中西醫對於感染的起因和觀點，其實是相當相似的。西方醫學認為生病的原因是因為人體的免疫系統下降，導致病原體入侵，而中醫則是以「臟腑」來代表免疫系統；「邪氣」取代了病原體。不過要使人體遭受感染，還要有病原體到人體的「途徑」。

中西醫將流行病學歸納出致病的三大要素：

1.「病原體」，中醫稱為「外邪」。

2.「體質弱」，中醫為「虛」。

3.「途徑」，也就是病原體如何進入人體，中醫多以「風邪」、「邪氣入侵」表示。

上述三項皆備就會致病，反之，只要其中任一項因子消失便可達到預防的效果。

(1)消滅外在的病原體較困難，因為病原體可以說是無所不在。

(2)改善體質，增強身體的免疫力，可阻斷「病原體」及「途徑」，使身體不易受到感染。

(3)阻斷病原傳入的途徑最簡單的方法，就是可以多洗手、外出戴口罩等，做好防護措施。

第45章　利用海洋生物防治文明病

　　文明病又稱都市病，為一群疾病的通稱。當社會變得更工業化及人類活得更長壽時，這些疾病就會更常產生，文明病多為慢性病。慢性病是指長期性的、無法完全痊癒的疾病。慢性病是一種持續性的狀況，患者不一定發病，但會不斷察覺到疾病的威脅。這些經過很長時間才發作的疾病，就叫慢性病。

　　慢性病種類多達90餘種。除了年年蟬聯十大死因榜首的惡性腫瘤外，一般常見的慢性病包括：高血壓、高血脂症、糖尿病、心臟血管及腦血管疾病、慢性肝炎及肝硬化、腎臟病、氣喘、骨質疏鬆症、痛風及關節炎。慢性病愈來愈值得重視。

風濕症和關節炎

　　風濕症和關節炎這些疾病的發生，與軟骨微血管的形成有很大關係。慢性關節炎或風濕的成因，目前雖然還沒有完全定論，但仔細觀察其病理時，常會發現有被異常生長的微血管破壞的軟體組織。因此，關節炎和風濕症中可能因為某些原因，使得微血管進入並破壞軟體，造成僵硬或劇痛。

　　因關節受損而引起的變形性關節炎，是由於微血管侵入軟組織產生滲透壓，致使軟組織遭受破壞之故。這就類似當牆壁裂縫滲出的水凍結時，會產生冰塊膨脹，破壞牆壁的情形。因此，若軟組織中沒有血管，侵蝕破壞就會停止，疼痛也會隨之而緩和。

　　一般關節炎的疼痛，皆由關節部位發炎所引起的，一旦有發炎症狀，自然就會產生疼痛感。「褐藻醣膠」利用其能抑制血管增生和抗

發炎的機制，可以改進關節炎和風濕症的情況。

高膽固醇、高血脂

身體內含有適量的膽固醇可以保護細胞膜，並能刺激賀爾蒙分泌，同時三酸甘油脂更是人體能量不可或缺的來源。但是當膽固醇或三酸甘油脂攝取過量時會對健康造成傷害。過多的膽固醇與三酸甘油脂都會殘留堆積於血液之中，最後附著於血管壁，進而引發動脈硬化或腦中風。

當血中的膽固醇或三酸甘油脂增加時，人體內的血液就會變得黏稠，容易引發「動脈硬化」與「心肌梗塞」等疾病。因血液中膽固醇或三酸甘油脂等脂質增多而形成的「高血脂症」，是引發動脈硬化和腦中風常見原因。

褐藻類中的海帶或海蘊等多醣體可提高脂酶活性，在褐藻醣膠中發現到，引起脂蛋白脂酶釋放的物質，經靜脈注射後伴隨著刺激脂肪裂解的效果。

以小鼠做實驗，加入褐藻醣膠後對脂質代謝的作用。與對照組相比，褐藻醣膠組可使血漿中膽固醇的含量顯著減少 13% ～ 17%，低密度脂蛋白降 20% ～ 25%，而高密度脂蛋白含量增加 16%，使動脈粥樣硬化指數減少，血漿中脂質氧化物濃度降低。在多項動物實驗中也證實，褐藻醣膠可明顯減少高血脂動物的動脈內膜粥樣硬化斑塊面積和內膜病變程度。

糖尿病

糖尿病是一種因為體內缺乏胰島素而產生的代謝性慢性病。專家認為引起糖尿病的最大原因多和肥胖與運動不足有關。一旦罹患糖尿病，將會讓患者的全身營養狀態變差，並會逐漸導致心臟、腎臟和血管等病變。

胰島素負責調節血液中葡萄糖含量，再經由血液將葡萄糖送往全身所需的細胞中。食入的澱粉等碳水化合物經過消化後轉換為葡萄糖，並且可以肝醣的形式儲存在肝藏之中，在必要的時候，再轉化成能量。人體缺乏胰島素時，過多的葡萄糖就會持續被送入血液之中，造成血糖值升高。血液中的葡萄糖過多時，則會透過尿液排出體外，持續惡化後，就得糖尿病。

有研究證實海帶中所含的多醣對正常大鼠血糖沒有影響，但能明顯降低四氧嘧啶所致糖尿病大鼠血糖及血脂，提高糖耐力。海帶多醣能明顯降低因四氧嘧啶所致糖尿病小鼠的血糖和尿素氮，增加糖尿病小鼠的血清鈣和血清胰島素含量，對四氧嘧啶所致的胰島損傷具有明顯的恢復作用。

高血壓及腦中風

褐藻醣膠是海帶和海蘊等褐藻的黏液成分之一，具有癌細胞凋亡、誘導肝細胞生長因子的功效、對介白素 -12(IL-12)、干擾素 - γ (Interferon- γ ；IFN- γ) 產生誘導等生理作用。實驗證實褐藻醣膠也具有「抑制血液凝固作用」及「抑制血壓上升作用」。專家認為，褐藻醣膠能夠改善血流狀況，並預防動脈硬化、心肌梗塞、狹心症、腦梗塞及腦中風。

衰老

人體衰老與體內含有過多的自由基有關。體內自由基除了會引發細胞基因突變，導致癌症或是影響到各種生理機能外。人體內的自由基更會引起細胞膜嚴重的損傷，而加速身體衰老。

科學研究實驗發現，褐藻醣膠能有效清除細胞組織中過多的自由基，降低機體脂質過氧化損傷的程度，減輕和阻止細胞組織中的脂質氧化反應，具有良好的抗脂質過氧化作用。因此，褐藻具有良好的減緩衰老功能。褐藻多醣有較強的清除自由基的效果。經常服用褐藻醣膠可作為預防性抗氧化劑，能抑制脂質過氧化，減緩衰老過程。

胃潰瘍或十二指腸潰瘍

褐藻醣膠中的硫酸基具有清除幽門螺旋桿菌的作用，維護腸胃道的健康。

過去醫學界曾認為胃內部含有強酸做為保護，細菌難以滋生，但是後來發現胃中有幽門螺旋桿菌，它是胃潰瘍或十二指腸等消化道潰瘍的病因之一。幽門螺旋桿菌能分泌一種為尿素酶的物質，會分解尿素以產生大量的氨來中和胃酸，引發胃黏膜發炎，並可由急性胃炎發展成慢性胃炎或胃潰瘍。

幽門螺旋桿菌能吸附於胃黏膜表面的硫酸基上，因此當褐藻醣膠進入胃部之後，胃中的幽門螺旋桿菌會緊緊吸附在褐藻醣膠的硫酸基上而逐漸被消滅。

發炎

　　發炎 (inflammation) 是指因細胞組織受到傷害或是遭受破壞、感染，身體所產生的保護性反應。發炎反應的目的是希望能消滅、稀釋或圍堵造成發炎的刺激或受損的組織。通常局部發炎反應的症狀包含紅、腫、熱、痛、癢、發燒、疲倦、頭痛等現象。

　　發炎是人體正常的防禦反應，是為了對抗外來入侵者而產生的一種保護機制，但過度或持續的發炎反應可能導致許多疾病或腫瘤的產生，嚴重時甚至會引發敗血性休克而死亡。

　　褐藻醣膠能有效抑制 LPS 所誘導的一氧化氮產生，同時抑制細胞激素的分泌。因為大量的一氧化氮會造成細胞傷害與血管過度的舒張，最後引發嚴重的發炎反應與併發症。經由動物試驗可得知褐藻醣膠能有效的抑制發炎反應。

　　在抗發炎動物實驗發現，無論是管灌 (內服) 或塗抹 (外用)，褐藻醣膠都具有抑制發炎腫脹及發炎紅血球和淋巴液聚集的效果。而在細胞實驗中，也發現可以有效抑制發炎細胞激素的分泌，發炎的產物表現顯著被抑制。

愛滋 HIV 和流感

　　褐藻醣膠具有抗 RNA 及 DNA 病毒作用，實驗結果證明，對多種病毒均有明顯的抑制作用，其表現為顯著抑制細胞病變的發生，使組織細胞得到保護，增強對抗 HIV 和流感病毒。

由海帶中提取的褐藻醣膠在體外可誘導白細胞介素 -1 (IL-1) 和丙型干擾素 (IFN-γ) 產生，在體內可增強 T 細胞、B 細胞、巨噬細胞和自然殺手細胞 (NK 細胞) 功能，從而提高人體的免疫功能來對抗病毒。

針對海帶萃取的多醣體以每公升 50 毫克 (50mg/L) 在攝氏零度 (0℃) 於愛滋病毒 (HIV) 作用兩小時，並與淋巴細胞在溫室中培養 3 天後，其不再具有抗原陽性細胞，同時病毒的逆轉錄酶的活性也被褐藻多醣強烈抑制。

病毒必須仰賴活細胞才能生長，病毒會在細胞的細胞膜上鑽孔，將病毒 DNA 植入細胞中，以達到感染的目的。若能藉由機能性食品來保護細胞，則可阻擋病毒在細胞膜上鑽孔，使病毒無法複製生存，藉此達到預防保健的效果。經初步實驗證實，褐藻醣膠能避免細胞受到病毒感染。

將褐藻醣膠加入含有 A 型流感病毒 (H_1N_1 或 H_3N_2) 或是加入 B 型流感病毒的 MDCK 細胞中共同培養，結果顯示褐藻醣膠在有效濃度下不會對細胞產生傷害，並且藉由它能阻隔病毒與細胞接受器 (receptor) 的接觸，阻擋病毒在細胞膜上鑽孔，以防止病毒侵入細胞中，進而達到預防流感的效果。

褐藻醣膠的抗病毒作用是多途徑的，通過褐藻醣膠抗病毒的實驗研究，能進一步研究褐藻醣膠的作用機制及能否誘生干擾素，並為開發有效抗病毒的海洋藥物提供了有力的前景。

第46章　遠離癌症的重要觀點

癌細胞和正常細胞的差異性

　　一般而言，癌細胞的特徵為異常增殖、浸潤、非組織化、未分化。第一特徵首推異常的增殖力。正常細胞不會忽略周圍的狀況而無限制的分裂，通常會按照正常的管道進行分裂。到達自己應該分裂的界線時，就會停止增殖，這是因為基因下達命令，在與其他種類的細胞接觸時，就要自動停止細胞分裂。

　　但是癌細胞會不顧週遭的侵入正常細胞的領域，無視於周遭狀況，可以說是漫無目的反覆分裂。

　　第二特徵為浸潤。侵入其他細胞的領域，反覆分裂增殖形成腫瘤。而被浸潤的正常細胞組織的機能降低。

　　第三個特徵為未被組織化。正常細胞的同種細胞會結合、組織化，而癌細胞會形成癌塊增殖，但是相互之間卻毫無關係，可能會輕易的分散，或透過血管或淋巴管，在身體各處移動、流竄，轉移到其他的部分或組織，繼續增殖。

　　第四個特徵為未分化。正常細胞負責其組織的責任，透過細胞履行職責獲得各種機能，身體組織才能正常運轉，這就是分化。但是癌細胞卻沒有任何作用，故無法成為組織的機能。

遠離癌症的 5 大觀點

遠離癌症的 5 大觀點是指「保護基因」、「修復基因」、「誘導細胞自毀」、「阻斷癌細胞的糧食」、「增強免疫力」。要保護自身免於癌症的痛苦，就要在基因或癌細胞階段進行一次預防與二次預防。所謂「保護基因」即要防患損傷基因於未然，這相當於一次預防。現在的環境中當然不可能百分之百避免損傷，但是平常攝取能夠去除活性氧的營養素，就能將傷害抑制在最低限度。

二次預防即修復受損的基因，排除因為受損而異常化的細胞。至於「阻斷癌細胞的糧食」，則兼具預防及治癒兩種意義。而關於「增強免疫力」，則是一次預防與二次預防都通用的對策。

癌症免疫療法

癌症也是一種免疫失調所引發的疾病。人體的免疫系統負責維護身體的健康，對抗並消滅外來入侵的病原，同時也負責清除體內不正常增生的癌細胞。免疫系統的重要成員包括自然殺手細胞、T 細胞、B 細胞和樹突細胞等，它們各有所司，有些負責巡邏與啟動免疫警報、有些負責清除病原菌和癌細胞。當免疫功能減弱時，癌細胞就會趁勢增加並形成一團癌細胞組織，也就是所謂的惡性腫瘤或癌症。

目前癌症治療分為手術切除、化學治療、放射治療和免疫治療等。其中以利用提高患者本身的免疫力，而達到治療癌症效果的方式則稱之為免疫治療 (immunotherapy) 或免疫細胞療法 (Adoptive Immune Cell Therapy) 或癌症免疫療法 (Cancer Immunotherapy)。

癌症免疫療法的主要概念，就是透過提升患者自己的免疫力去對抗癌細胞。簡單來說，利用自體免疫細胞來對抗癌症與病毒感染等疾病的先進醫療技術。癌症免疫療法的機制，希望能透過各種已知使免

疫細胞反應更活躍的方法，重新活化免疫細胞，讓免疫細胞成功辨識並殺死腫瘤細胞。

　　廣義的免疫療法可區分為四大類：

(1)細胞激素療法
(2)細胞輸注療法
(3)單抗體療法
(4)癌症疫苗療法

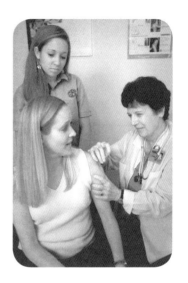

　　免疫療法可以透過增強免疫反應的相關分子，增加體內免疫活性，進而破壞腫瘤；或者是施打體外產生的疫苗，促進免疫系統辨識腫瘤組織，破壞腫瘤。

　　利用免疫來治療癌症的方式可用單株抗體製作癌症疫苗。癌症疫苗的原理是利用生物技術分離出，僅呈現於癌症細胞膜上，一般組織細胞沒有的特殊抗原，經過修飾後注射人體，幫助免疫系統辨識特殊抗原，進而清除癌組織。也就是單株抗體是以生物技術，分離癌細胞膜上與正常細胞不同的特殊抗原，或是過度表現的抗原蛋白，以細胞融合技術，將B細胞與骨髓瘤癌細胞融合，擷取兩種細胞的特點，

可不斷分裂且大量製造對抗抗原的抗體,從同一株B細胞取得之抗體即為單株抗體;將單株抗體注射體內,待抗體辨識癌組織後即可激發免疫系統,破壞腫瘤細胞。或是抽取病人週邊血液,分離活化出高效能免疫細胞、並大量擴增數量後再回輸給病人。這些輸入病人的免疫細胞可以直接偵測、標靶體內所有可能存在的癌細胞,並予以摧毀。

癌症免疫治療法可搭配在手術切除或化療、放射治療後,再進一步破壞殘存的腫瘤細胞,而有效地達到消除癌細胞,以達到預防癌症復發的目的。

褐藻醣膠與癌症的免疫治療

科學家的研究逐漸解開免疫系統與癌細胞之間的關聯,可藉著多種方式驅動、強化自身的免疫系統,安全有效地醫治癌症。治療癌症三大不變的關鍵原理:消除致癌因素、消除已發生的癌症,與增強免疫力。罹患癌症意味著病人的免疫力已在正常值以下。問題是透過手術或放療、化療進行治療之後,會出現免疫力進一步降低,甚至完全耗盡的現象。換句話話說,就是癌症治療反而可能會給癌細胞創造更有利於增殖的環境。因此,治療癌症或進行治療之後,一定要先增強免疫力,打造出癌症無法生長的強力系統。

增加體內免疫活性可利用食物或是食品補充劑,包括從褐藻中萃取出的褐藻醣膠以及從靈芝、巴西蘑菇或牛樟芝中萃取出的多醣體。這些特殊食品經過消化系統吸收,可催化細胞膜上的受體,增加細胞內對免疫相關的基因表現,達到增強免疫能力的效果。

傳統的癌症治療包括手術切除、化學藥物治療及放射照射治療,而免疫療法則是屬於第四種治癌方式。其中,手術切除和放療都是屬於針對局部腫瘤部位治療,容易會有無法偵測到的微少殘留癌組織,

　　造成日後腫瘤復發或轉移。因此，非早期的癌症病患通常經手術切除後需要追加化療和免疫療法，來根除這些殘存的癌細胞，增加治癒率。然而化療的嚴重副作用帶給病人心理和身體上壓力、免疫力下降、以及抗藥性癌細胞的問題，使得愈來愈多研究轉向副作用甚少的免疫療法來為癌症治療把關。褐藻含有活化免疫力的「褐藻醣膠」。

　　褐藻醣膠可以促進身體產生免疫物質介白素 (interleukin)，提昇病患的免疫功能。褐藻醣膠對癌症病患身體不會有副作用，在接受西醫治療的過程中，同時使用褐藻醣膠可調節身體機能，達到增強免疫系統，同時消滅癌細胞的作用。

　　如今已開發出很多以營養免疫療法的治療原理，嫁接到輔助替代醫學上，且成為更加安全有效的自然免疫療法，致力於打造癌症無法生成的環境，非以單純消除和攻擊癌細胞為目的。切實有效的癌症治療應以多樣化的治療方式進行，在現代醫學療法的基礎上，並行結合了營養免疫療法、運動免疫療法和精神免疫療法這三種的免疫療法。

利用褐藻醣膠達到抗癌、制癌效果

正常細胞的自毀是預防的一大力量，人體內不斷進行新舊細胞的新陳代謝。每天會產生大量的細胞，同時會有相同數量的老廢細胞藉由自毀而消失。例如具有吸收營養素作用的小腸上皮細胞，平均3 天會更新1 次，1 天約有30 公克的老廢細胞從腸黏膜的絨毛前端剝落，排泄到糞便中。覆蓋身體表面的皮膚，大約每4 週更新1 次，死亡的細胞成為污垢排除。

為何細胞要反覆進行更新作業呢？其主要理由是為了避免自己成為異常細胞，因為基因受損而無限制增殖成為不死細胞的癌腫瘤，對生命的維持造成極大的威脅。為了避免演變到此等地步，所以不論細胞是否受損，都要讓細胞主動自毀，才能確保人類生命的維持。細胞自毀是預防的一大力量，容易受傷的細胞或對生命而言重要的細胞，都會頻頻出現自毀作用。

人體不只存在短週期交替的細胞，也存在像肝臟、腎臟等這種只有在受損的特別情況下才會分裂的細胞。此外，像腦的神經細胞或心肌細胞等則不具再生力，一旦死亡就無法再生，也存在像生殖細胞等能夠持續增殖的細胞。

癌細胞是體細胞中唯一和生殖細胞類似的細胞，若不是藉由某些力量讓它自毀，它就會自行增殖。褐藻醣膠具重要的作用。褐藻醣膠能保護基因(去除活性氧)、修復基因、促進細胞自毀、阻斷癌細胞的糧食、利用活化免疫等手段抑制癌細胞發動攻勢。這種抗癌、制癌效果是經由許多研究加以證實的。

第七篇

美容保養來自大海

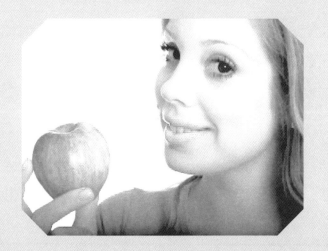

第47章 海洋生物是美麗的來源

大海中蘊藏著無與倫比的美膚能量

　　海洋植物資源極其豐富，取材天然、性質溫和，如今科學界越來越多人開始意識到海洋植物的美膚功效，投入對其的研究和開發。

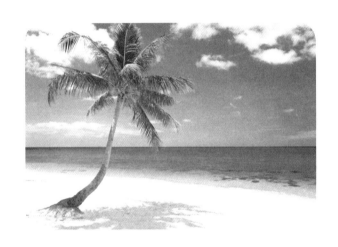

　　海洋生物成分對於人類肌膚的有效性已獲得世界權威機構的認可，開發海洋資源及其科學研究的成果，已廣泛應用於化妝品領域，與傳統植物或化工化妝品成分相比，海洋成分更為天然、效用更高，而且更適合人體肌膚吸收。

　　美容界紛紛把源自海洋生物包括微生物、大型藻類、微型藻類等海洋植物的有效成分運用到護膚品中。

從知名的 La Mer海洋拉娜美容產品看到大海

以美容產品界甚為知名的 La Mer 海洋拉娜為例，足以了解海藻在美容產品所占的重要性。La Mer 海洋拉娜是少數擁有豐富故事的保養品牌。它的傳奇來自於一次爆炸的意外。

在西元 1953 年，美國太空物理學家麥克斯赫勃博士 (Dr. Max Huber) 在一次火箭燃料爆炸中遭到嚴重的化學性灼傷，他的臉部及手部皮膚幾乎全毀，經過無數次的求醫及皮膚治療都無法除去烙痕。於是赫勃博士決定自己幫助自己，投入燒燙傷皮膚修護的研究。

有一次，赫勃博士在住家附近加州聖地牙哥海岸散步，在岸邊看到被浪潮拍打而起的海藻，他想到：「為何海藻在無枝幹及任何形式支撐的惡劣環境下，仍能於大海中安然生存？是否海藻的生命力特別旺盛？若用在皮膚上是否會有幫助？」因而決定以海藻作為實驗。在經過12年超過6000多次的實驗後，終於在西元1965年找到他夢寐以求的保養品。

需要經過三到四個月緩慢發酵，含有海藻萃取物、多種維生素、礦物質的乳霜，以海洋為名—Crème deLa Mer 海洋拉娜乳霜問世。

赫勃博士的乳霜問市之後，立刻拿給當初無法醫治他皮膚的加州醫師使用，有兩位皮膚科醫師將乳霜試用在他們的病患身上，結果竟獲得不可思議的復原結果。因此，這個名為Crème deLa Mer 海洋拉娜乳霜的口碑隨即快速傳開。當時在美國，主要包括醫生和英國貴族的訂單，都如雪片般向赫勃博士飛來。赫勃博士苦於這些乳霜必須經過相當緩慢的發酵過程，無法大量製造，因此有顧客一次購買了幾十瓶，很快地這股風潮跨洋傳到英國、法國。

在美國創下銷售 75 萬冊的《美麗聖經》指出，坊間高貴化妝品產品常在宣傳上誤導消費者，直指在台灣一瓶賣五萬元台幣的 La Mer 海洋拉娜，主要原料成分價值不到 30 元！這本《美麗聖經》作者在書中點破不少化妝品工業裡的美麗陷阱。La Mer 海洋拉娜乳霜不過就是把海藻萃取物、礦物油、凡士林、甘油、蠟質、植物油、植物種子、礦物質、維生素、增稠劑和防腐劑等混合而成。

但如果消費者自行去化工行採購這些原料來製作，是否敢將其擦在臉上？也就是說，來自海藻萃取物有不同專利性的配方，要將這些海洋生物採集並提煉出有效成分，最終加入護膚品中，就是個大工程。在整個採集和加工過程中，必須保持海洋生物的特性，尤其是活性，還要將這些成分提煉成適合護膚品、能被肌膚吸收的分子結構，包括藻膠、多醣體，以及天然醣蛋白。建議大家化妝品和保養品是需要經過國家級的驗證與實驗證明才能放心使用。

第48章　化妝品的研發觸角伸向神秘的大海

海藻多醣應用在化妝品，最主要是抗自由基及有良好保濕效果。海藻多醣是藻類細胞壁的主要成分，包括藻膠和膠原蛋白，是水性保濕成分、吸水保濕劑。不同深度、不同海域、不同類別的海洋生物有著不同的特性和美膚功效。一般來說，在海岸生長的植物都具有非常強大的生命力，抗旱耐曬，其萃取的成分對於保持肌膚水分和彈性非常有效，而位於淺海或者海洋表層的生物，由於海面反射的高強度紫外線而形成了抵禦紫外線的天然能力，具有紫外線過濾或抗氧化作用。並以褐藻的保濕效果最佳，促進皮膚纖維芽細胞的增殖以及有助於膠原蛋白產生。同時，從褐藻中萃取出的褐藻醣膠，已證實對皮膚健康有非常高的效力。

綠藻能促進細胞活性；紅藻有抗污染、抗自由基功效。

深海魚子中富含著非常豐富的不飽和脂肪酸，能夠為皮膚提供豐富充沛的滋潤來源，令肌膚細滑飽滿，深海魚子中的高濃度生育酚，是熟齡肌膚必備的抗老化利器。

從褐藻萃取出與人體細胞極其相似的氨基酸，並富含多種礦物質與維生素，包含抗氧化的高酚複合物，可以作用在肌膚表皮層，能夠促進表皮層細胞的水分供給和儲存，並能加速老廢暗沉角質代謝，令肌膚恢復水晶般白皙細緻的美感。海藻類獨有的抗過敏、鎮靜效果，能把肌膚的敏感不適降至最低。

　　深層海洋水含豐富的礦物質。神秘的海底有著最為豐富的護膚寶藏，尤其海底活火山附近的火山，其蘊含了無比豐富的礦物質。海洋深層水中含有對植物生長和人體健康都不可缺少的 70 餘種無機鹽以及礦物質微量元素。能緊緻肌膚、撫平皺紋、明亮肌膚，達到完整抗老效果及恢復肌膚活力。

第 49 章　珍珠與珍珠粉

　　珍珠 (Pearl) 是由軟體動物科馬氏珍珠貝 Pteria martensii (Dunker)、蚌科動物三角帆蚌 Hyriopsis cumingii (Lea) 或摺紋冠蚌 Cristaria plicata(Leach) 等雙貝類動物受到刺激而形成的珍珠。

　　珍珠一般用於首飾和珠寶中。或是以珍珠為原料，經消毒滅菌後用機械碾磨，加工而成珍珠粉，作為化妝品或保健食品。

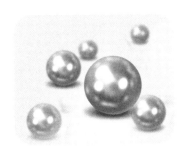

珍珠的成因

　　珍珠主要是一些瓣鰓綱軟體動物的產物。這些動物特定的上皮細胞會分泌碳酸鈣，主要是與貝殼蛋白黏合在一起的文石和方解石。這種混合物被稱為珍珠質。

　　珍珠的成因為蛤、蚌外套膜表皮細胞組織的一部分因病變、受傷或有異物進入蚌的外套膜內，蚌本身受到刺激，卻又無法將它排除，這時貝類會為縫合傷口而分泌碳酸鈣有機物質到傷口處，接著包覆傷口，並且漸漸陷入外套膜，分裂增殖形成珍珠囊而成珍珠。

　　人工珍珠是注入由外來上皮包繞的真珠質核。這樣形成的珍珠是無核的。珍珠形成需要珠蚌每天分泌約3～4次，每次覆蓋塗滿的厚度僅0.5微米，需2～5年的時間，才能長成寶石級質量的珍珠。大顆粒的珍珠形成對於該動物來說是很危險並可能致命的。除使用蛤外還有使用鮑生產珍珠的方法。

珍珠粉的成分

　　珍珠粉的成分以碳酸鈣$(CaCO_3)$含量最高，以及其他多種銅、鋅、錳、鐵等微量元素礦物質，此外還包含有珍珠蛋白和18種氨基酸，其中又以甘胺酸、脯胺酸含量最為重要。

　　淡水珍珠和海水珍珠都含有大量的碳酸鈣、有機物角殼蛋白和微量金屬元素組成的一個複合物。通過分析比較，結果表明淡水珍珠與海水珍珠的氨基酸成分基本上大都一致。

珍珠粉在中國醫學上的應用

《本草綱目》 珍珠，鎮心安魂魄，明目、解毒生肌等。驚風、癲癇、急熱驚風、癲癇、驚悸者和小兒驚啼及夜啼不止者。取其鎮心定驚之功。 珠粉和珍珠層粉內服外敷也有美容功效。

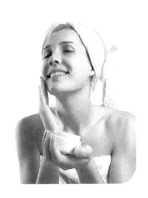

珍珠粉的效用

珍珠粉中的碳酸鈣，可以影響體內中鈣離子的調控和分泌，具有鎮靜安神功能、可改善微循環、預防癲癇、可預防和延緩骨質疏鬆症、高血壓的發生。珍珠粉能鎮靜神經系統，穩定情緒。珍珠粉的美容效益有賴於其所含的甘胺酸和脯胺酸，這兩種氨基酸是構成膠原蛋白，三股螺旋結構相當重要的氨基酸，膠原蛋白有助於皮膚彈性的保持。

人類的黑色素有三種，跟膚色有關係的有兩種，真黑色素 (eumelanin) 與褐黑色素 (pheomelanin)。真黑色素讓膚色看起來比較黑；褐黑色素則是讓膚色看起來比較紅潤。珍珠粉中的胱胺酸能促進褐黑色素的生成，讓肌膚更為白皙紅潤。在適當防曬的前提下，如果體內胱胺酸較多的話，就會讓肌膚更為白細亮麗。珍珠粉含有銅、鋅、錳等微量元素礦物質可促成抗氧化歧化酶的抗氧化功能，能減少肌膚被自由基攻擊及減少黑色素的產生。

貝類自我保護身體的行為，卻讓人類獲得來自大海大自然的一件珍貴的禮物。

珍珠粉據原料不同，有淡水珍珠和海水珍珠之分，以前是天然野生的，目前多為人工養殖。由於現在市售的普通珍珠粉都是直接研磨成粉的，其粉粒並不十分均勻，吸收率很低，保健功效大受限制。在保全珍珠成分不被破壞的前題下，採用現代科學研製出的速溶化技術及超細珍珠粉，將普通珍珠粉製成速溶於水的水溶性珍珠粉，吸收率是普通珍珠粉的 3 ～ 5 倍。

使用珍珠粉之注意事項

珍珠粉性寒，一般體質偏寒、胃偏寒和結石患者不適合服用珍珠粉。孕婦、腎臟疾病者，服用前需請教醫師。

珍珠粉屬於涼性，並不是每個人都適合服用。寒性體質者如長期服用珍珠粉，非但達不到強身健體、美容養顏之功效，還會引起消化不良、腹瀉、四肢發冷、面色蠟黃等症狀，不但達不到抗衰老的效果，甚至可能給人體帶來健康隱患。所以，在內服珍珠粉前一定要找中醫師把脈，辨明自身屬於哪種體質後，再決定是否內服。因此，建議珍珠粉外敷比較安全。

第 50 章　褐藻醣膠與美容保養

褐藻醣膠能美化肌膚

皮膚老化的現象

　　皮膚老化的生理現象最明顯的就是表皮細胞增殖力降低，蘭格漢斯氏細胞 (蘭氏細胞)(Langerhans' cell) 含量減少，而蘭氏細胞為人體絨毛膜中的滋養細胞，可以分泌絨毛膜促進性腺激素，並且是皮膚中主要的免疫細胞，可以對抗體外異物的入侵。老化的皮膚的黑素細胞 (melanocyte; melanophore) 也相對減少，因此影響到皮膚細胞黑色素的產生。

　　當皮膚老化時，真皮層的微血管數量逐漸減少，除了提供皮膚的養分減少外，皮膚表層的溫度也有下降的趨勢。

　　防止老化是自古以來最受人類關注的，從秦始皇時代起，就有遠赴重洋，以求長生不老仙丹的歷史。科學文明時代，人們更竭盡全力想達到青春永駐的目的。除了不接受年老力衰，體能不濟的老化現象外，人們最害怕的莫過於外型的改變。外型改變最明顯的是皮膚的老化。於是琳瑯滿目的化妝品、護膚器材、保健食品以及整型外科成為現代人的時尚消費。

　　皮膚老化的時候，膠原蛋白 (collagen) 隨年齡上升而減少，一旦膠原蛋白萎縮，皮膚的外層就會開始塌陷而鬆弛，產生皺紋。膠原蛋白是一種纖維狀結構的蛋白質，它是人體結構組織最主要的蛋白質，皮膚組織大都是由膠原蛋白所組成。

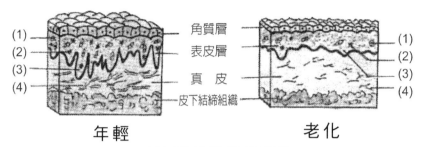

皮膚年齡比較圖

(1) 蘭格漢斯氏細胞
(2) 黑素細胞
(3) 真皮乳頭
(4) 血管

自由基對皮膚的影響

　　自由基在人體內會侵犯 DNA、蛋白質和細胞的脂肪膜。附有自由基的皮膚細胞會因此而逐漸衰老，令皮膚變得粗糙、多斑，暗淡無光澤。甚至會引起皮膚病變。

　　過多的自由基會對皮膚造成嚴重傷害，陽光中的紫外線、空氣中的汽車廢氣、香煙及各種化學污染物質等，均會加速刺激自由基的產生，使正常皮膚組織因為發炎反應而受損害、皮膚纖維組織失去彈性，導致肌膚鬆弛、產生皺紋與失去光澤，也就是一般人所說的皮膚老化，嚴重影響個人的美麗外觀。

　　皮膚由表皮層、真皮層及皮下組織所組成。表皮層主司保護功能，可保護人體的水分及體液不會蒸發和散失。表皮的細胞從基底層細胞依序往外轉變，並逐漸向表層移動，最後變成角質層細胞。角質層中有一些角質代謝過程所生成的親水性吸溼物質，如角質蛋白及角質層的天然保溼因子。

　　真皮層是由纖維母細胞產生的膠原蛋白和彈力蛋白纖維所構成，能支撐皮膚的結構，使皮膚緊實有彈性。但是皮膚很容易因日光照射而產生較多的自由基，若體內含有過多的自由基，就會加速皮膚老化、失去彈性及產生皺紋。因此如何減少自由基的堆積，一直是研究人員努力的方向。

褐藻醣膠的硫酸根具有抗氧化的功效

　　皮膚的老化與結締組織的變性與細胞再生能力有關。遺傳物質會經由酵素、蛋白質及去氧核醣核酸 (DNA) 改變而質變，自由基或活性氧會導致 DNA 損傷，使 DNA 遺傳訊息發生錯誤並引發疾病與癌症。

　　學者在細胞中添加過氧化氫 (H_2O_2) 誘導 DNA 損傷，然後觀察褐藻水解物對於保護DNA 的效果，結果顯示褐藻水解物在低濃度下，就能降低 H_2O_2 所引起的 DNA 損傷。

　　西元 2005 年 1 月《細胞技術學》(Cytotechnology) 期刊上刊載出一項研究實驗，評估褐藻醣膠萃取物對腫瘤細胞氧化壓力 (oxidative stress) 之效果，證實細胞內的過氧化物 (H_2O_2) 濃度及腫瘤細胞釋出過氧化物，兩者皆可被褐藻醣膠萃取物大幅抑制，說明褐藻醣膠萃取物可改善腫瘤細胞的氧化壓力。

　　岩藻多醣的特色在於上面有許多能捕捉自由基的硫酸根，這些硫酸根如同糾察隊，遇上自由基就逮捕。硫酸根含量越多，清除自由基的能力越佳，褐藻萃取物褐藻醣膠具有清除自由基的抗氧化功能。褐藻醣膠被認為是保養肌膚的神秘武器。

　　皮膚科專家Perricone 經實驗發現，在陽光下持續照射45 分鐘，皮膚中的天然抗氧化能力會損失60 ～ 70%。因此需要不斷地提供抗氧

化物質，避免產生過多的自由基造成細胞傷害。以蛋白酶及醣解酶水解昆布或馬尾藻，所得的水解產物有清除自由基的效果，褐藻醣膠更具有抗紫外線 UV 的效能。

不但能「吃出美麗和健康」，更能「擦出美麗和青春」

皮膚醫學相關的研究報告指出，褐藻萃取物中含有豐富的岩藻糖，將含有岩藻糖的乳液塗抹在小鼠的皮膚上，能促進小鼠皮膚膠原蛋白及彈力蛋白的合成。以電子顯微鏡觀察皮膚的組織切片，發現纖維量明顯增加，塗抹岩藻糖能增加皮膚的彈性。

褐藻醣膠的醣組成也以岩藻糖為主，皮膚細胞試驗及人體膚質評估試驗結果顯示，其萃取物可活化人類皮膚纖維母細胞，並可促進膠原蛋白的合成。膚質評估部分，受試者在使用 1 個月後，皮膚彈性與含水量都有改善，對皮膚沒有刺激性，不會造成過敏的現象，很適合添加在保養品中。

國外許多藥廠，已將褐藻醣膠發展成為動物手術抗沾黏的用藥。相關的細胞實驗，也證實褐藻醣膠可以刺激纖維母細胞來促進膠原蛋白的合成與分泌，可應用於保養品。需要注意的是，不同萃取方式會影響實驗結果。有效率的褐藻醣膠其分子應為至少在於 500a 的分子量的小分子型態。

褐藻醣膠具抗氧化功效，可吸收自由基，使自由基不能刺激細胞組織產生發炎現象。研究顯示口服抗氧化劑可以減少自由基對身體的傷害，減緩器官和皮膚老化衰退。

褐藻醣膠為美容原料新寵

幾千年來，由於陸地資源的取得方便，許多醫療、美容的原料都來自陸地。但隨著陸地的污染與資源侷限性，人類開始重視海洋資源與原料。近年來褐藻醣膠更因為實驗明確、用途廣泛，成了保健與美容原料新寵。現在歐美越來越多將褐藻醣膠運用在頂級的「美容保養領域」，作為抗老與修護細胞再生之用。

在國際文獻及實驗上已經證實褐藻醣膠在美容保養方面有良好的效益。而文獻中也說明褐藻醣膠具有促進母體膠原蛋白再生，有令人驚訝的細胞修護再生能力，可以讓肌膚短時間內得到柔嫩、有彈性、皺紋減少的驚人功效。

褐藻醣膠是膠原蛋白非常好的介質。一般使用膠原蛋白，一定在人體內先轉換成為胜肽，然後才能合成為人類能夠使用的膠原蛋白，這樣的吸收使用率只有1％。但從實驗中明顯看出一旦加入褐藻醣膠做為介質，使用率可以大幅提昇達40％，亦即提昇為原來的40倍。因此，褐藻醣膠已經在醫美診所中，成為一個新的「膠原蛋白」提昇效率議題。並且將褐藻醣膠稱為「膠原蛋白進化之鑰」。

褐藻醣膠不僅在醫美領域的應用效果有相當成效，同時，在彩妝上的應用效果也相當卓越。過去在藝人化妝、以及新娘彩妝時，如果藝人在上台或者新娘在婚禮之前，往往因為臉上有小細紋、乾糙，上妝的的效果非常不理想。但是如果使用褐藻醣膠做為彩的應用效果的「先行修護工程」，則因有保濕、消除細紋的功效能讓上妝更加完美。科技不斷進步，保健、保養品的原料也不斷更新更好。這樣的科學發現不會中止，因為「自然、美麗、健康」是人類永無止境的需求！

第八篇

來自海洋的叮嚀

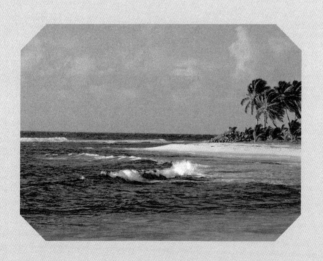

第51章　營養不是越多越貴越好

營養是健康的基礎，通過合理膳食可以預防疾病的發生，調查顯示，注重營養可以使癌症發生率降低 30%～40%。

營養不能缺乏，但絕不是越多越好。就如蛋白質並不是越多越好，多吃蛋白質除了意味著浪費之外，攝入過多的蛋白質，體內蛋白質的分解增多，由尿排出的含氮量也增多，會加重腎臟的負荷，加速骨骼中鈣的流失，增加患骨質疏鬆症的危險。

食物並非越貴越好。一枚雞蛋提供的能量比一隻鮑魚高，鮑魚的碳水化合物含量是雞蛋的兩倍多，雞蛋和鮑魚的蛋白質含量差不多，脂肪、膽固醇的含量雞蛋要比鮑魚稍高。鮑魚的鈣、鐵、硒要比雞蛋多些，但雞蛋中的維生素 A、B_1、B_2 要比鮑魚高，維生素 C 兩者都沒有。從數據看來，鮑魚和雞蛋的營養成分沒有太大的區別，只是個別營養素的含量有所差別，但價格差別就非常大。一隻鮑魚的價錢可以買好幾斤的雞蛋，所以並不是越貴的食物提供的營養物質就越多。

第 52 章　海藻是海洋蔬菜也是保健藥草

在廣闊浩瀚神秘的海洋世界裡，孕育著包括藻類、浮游生物和微生物等數十萬種不同的生物，物種數量是陸地生物的五倍之多。很多國家已將開發海洋資源納入國家發展戰略計劃，其科學研究成果已廣泛應用於醫、藥、化妝品等領域。

海藻是指生長在潮間帶及亞潮間帶肉眼可見的大型藻類，通常包括綠藻、褐藻及紅藻三大類。古醫典包括《本草綱目》、《本草經集注》、《海藥本草》及《本草拾遺》等都有用海藻治療各種疾病的記載。

海帶及馬尾藻除可治甲狀腺腫外，也有降血壓、血脂、血糖及抗凝血甚至抗腫瘤抗癌的功用；紫菜具有預防高血壓，抗衰老及延長壽命的效用，食用海藻可提供人體需要的特殊氨基酸。

海藻的脂肪酸含量很少，約僅占 1% ～ 5%，但有些特殊脂肪酸對人體健康有很大的影響。海藻除含有少量動物及高等植物常見的棕櫚酸、肉荳蔻酸、月桂酸及硬酯酸等飽和脂肪酸外，大部分為不飽和脂肪酸，如海帶、羊栖菜及裙帶菜含有油酸、亞麻油酸及次亞麻油酸。後兩者是人體必須的不飽和脂肪酸。不飽和脂肪酸，尤以 20 碳 5 烯脂肪酸 (EPA) 較為多見。

根據分析，紫菜、海帶及其他海藻含有較多的 EPA，這種脂肪酸通常在深海魚類的魚油中含量較多，除可幫助降血壓、心跳及紓解壓力外，也可抑制血液膽固醇含量上升及血小板凝集，防止血栓形成及心肌梗塞，對循環系統疾病有預防作用。

海水含 60 多種以上的無機元素、微量礦物質等，海藻生長在海水裡，每日吸收無機元素做為營養成分，海藻比陸上植物含有更多種

類及多量的天然礦物質，可以提供人體所需。海藻的無機元素中以鈉、鉀、鐵、鈣含量最多。鐵是血紅素的成分，缺鐵是造成貧血的原因之一。鈣是形成人體骨骼及牙齒的成分，也是維持細胞膜正常功能所需。許多海藻含多量的鐵、鈣，可以從中攝取，以補充平日所需量的不足。若人體缺少碘，會造成甲狀腺機能異常，而海帶含有多量的碘，可以提供所需。

從海藻中可萃取出抗乳癌和結腸癌物質，褐藻萃取物具抗發炎功效，食用海藻可增強抗氧化和抗誘變能力，對於初期腫瘤具抑制力。此外，海藻的萃取物不僅可有效的抑制氫氧自由基，並且可抑制體外脂肪氧化和細胞增殖，同時具有顯著的抗UV防曬功能。褐藻醣膠是由海藻葉中的黏膜管所分泌而成。當海藻葉或莖因潮流或砂而受傷時，就會發揮防止細菌入侵的防禦作用。退潮時，海藻暴露於大氣下就會乾枯，此時的褐藻醣膠則發揮了防止乾燥的作用。

褐藻醣膠為一種多醣體，可取自天然海域中的海藻類，諸如海蘊(Mozuku 或 Nemacystus decipiens) 和裙帶菜孢子葉 (Mekabu 或 Undaria pinnatifida)，甚至昆布 (Laminaria japonica)。研究發現，對長有惡性腫瘤的老鼠給予褐藻醣膠後，可以抑制50.3％的惡性腫瘤生長，能提升老鼠體內巨噬細胞的吞噬活性。因此褐藻醣膠的抗癌活性與提升免疫反應有關，最重要的是褐藻醣膠對老鼠並無生物毒性反應。

「褐藻醣膠」雖然目前還是屬於保健食品，卻已顯現出醫藥的架式。目前有很多研究報告，發現它可以有效對於癌症三個大的成因產生作用機轉，誘發癌細胞的自殺作用機制、發動身體的免疫系統對抗癌細胞，以及抑制癌細胞的血管增生，此外還有抗發炎效果，所以褐藻醣膠非常有潛力可以做更多的研究，朝藥品級發展。

　　大部分的海藻含有較多量的鎂，可以紓解壓力，協助骨骼生長、強化酵素及賀爾蒙的活性。海藻含有微量的銅、鋅及錳，此三微量元素在人體內過量會造成中毒現象，但在肝臟中若無法維持適量，則會導致肝臟受損。海藻因含碘化物，對缺碘引起的地方性甲狀腺腫有治療作用；銅也能影響鐵的吸收，而錳和血糖量及癲癇病的發生有關。人體若缺乏微量元素礦物質時，就需要適量補充。平日多攝取海藻就可以補充各種無機礦物質元素。

　　海藻含有多種維生素，主要的有維生素B_{12}、C 及 E、生物素及菸鹼酸。人體維生素B_{12}不足會導致長期疼痛、貧血及疲勞，甚至精神異常；這種維生素在海藻中的含量雖然不多，但廣泛地分布在各種藻類中。維生素 C 和人體敗血病、癌症、心臟病、皮膚病等 70 種以上的病症有關；許多海藻，如紫菜、裙帶菜等，含有豐富的維生素 C，可達 3 ～ 10 毫克／克藻體乾重，並不遜於許多蔬菜和水果。海藻含有豐富的類胡蘿蔔素，除有抑制癌細胞的活性外，具抗氧化作用，清除活性氧及各種自由基，並能避免不飽和脂肪酸、蛋白質及核酸遭受自由基攻擊，減少多種疾病的產生及減緩人體老化的速率。

膳食纖維是構成海藻細胞壁的主要成分，多分布在細胞間隙中。紅藻及褐藻含有豐富又多種的膳食纖維，且大部分是水溶性纖維，其含量及結構因海藻種類而異。一般海藻的纖維量約為乾重的 30% ～ 65%，遠大於豆類、五穀類、蔬菜類及水果類的平均含量。

水溶性膳食纖維可改善高血脂症狀，並抑制血液膽固醇含量的增加；可以調控血糖量。適度增加海藻纖維的攝取量可以降低血壓、血液膽固醇及血糖量，有助於心臟、血管的正常規律，預防癌症。此外，海藻膳食纖維進入人體胃腸後，因吸收水分而膨脹，容易產生飽足感覺，也可以避免攝取過多食物造成肥胖，達到減肥效果。膳食纖維在人體內又能幫助消化及促進廢物排泄，避免體內有害細菌的生長，具整腸作用。

海藻中具有增強免疫力及抗癌活性的物質，在傳統的中藥裡，褐藻經烹煮之後可用來預防及治療癌症，這種熱水抽出物主要成分是多醣類，並包括了現代預防醫學最為推崇的褐藻醣膠。褐藻中的褐藻醣膠是海藻的抗腫瘤及抗凝血活性成分，其抗癌機轉和吞噬細胞及干擾素活性增強有關，同時褐藻醣膠具有令癌細胞凋亡、阻斷癌細胞血管增生的特殊功能。藻類中的褐藻黃素及其衍生物也具有抗細胞突變及抗腫瘤的活性。從海藻的抗癌研究轉向朝癌細胞預防方向考慮。

海藻含有特殊的蛋白質稱為親醣蛋白，對特定醣類具有親和性而非共價結合。親醣蛋白藉其能夠辨識醣類的特性，在生物的防禦、生長、生殖、營養儲藏及生物共生上扮演重要角色。親醣蛋白可應用於血球分離檢測，藥物載體、免疫抗體的產生及抗癌藥物的醫藥用途上。

許多種海藻依其化學成分不同而有不同的藥理作用及臨床用途。很多人誤認為「蝦紅素」來自甲殼類或魚類，但其實源自於紅藻，海洋魚類食用紅藻累積在體內，進而含有蝦紅素。

食物中已發現的蝦紅素含量分布

天然蝦紅素來源	蝦紅素濃度 (ppm)
鮭魚 (Salmonids)	~5
浮游生物 (Plankton)	~60
磷蝦 (Krill)	~120
北極蝦 (Arctic shrimp)	~1200
紅酵母菌 (Phaffia Yeast)	~8000
紅藻 (Haematococcus pluvialis)	~40,000

　　海藻可作為食物、醫藥及保健用途。傳統工業用藻類研發應用於人體藥用及保健產品。海藻的營養成分、抗癌及增強免疫力，會因藻類不同和萃取方式不同而有差異。

　　在十年來積極地研究中，陸續發現許多海藻含有特殊且有保健及醫藥價值的新成分及新用途，部分已開發成保健食品或抗癌藥物，並且已進入臨床試驗階段。可預期的是海藻蘊藏著許多可以保持人體健康、青春防老化的物質。

　　近年研究也發現，每天吃海藻的人，包括海帶、昆布、海苔、紫菜等常見海藻，對高血壓、便秘、腸癌等病症的罹患率低於不吃者。

　　國內海洋生物資源的生技應用已逐漸受到研究機構及民間的重視，希望在預防保健的食療方向中，可將海藻與蔬菜、水果同列為日常保健必要食物。

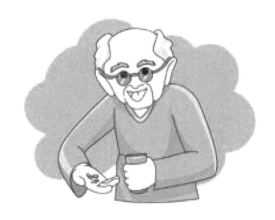

第 53 章　海洋藍金

海洋藍金產業是 21 世紀具有高度指標性之新興水資源事業,目前台灣已經開發淡化海水的各類方式和機器,海洋深層水及從海水中提取的微量礦物質都是有益健康的天然資源。

世界海水淡化方式可分:

(一)蒸餾法區分

(1) 多級閃化法 (Multi-Stage Flash,MSF)

(2) 多效蒸餾法 (Multi-Effect Distillation,MED)

(3) 蒸汽壓縮法 (Vapor Compression,VC)

(二)薄膜法區分

(1) 電透析法 (Electro Dialysis,ED)

(2) 逆滲透法 (Reverse Osmosis,RO)

(3) 薄膜軟化法 (Nanofiltration,NF)

(三)其他

(1) 冷凍法

(2) 太陽能蒸發法

海水萃取提煉是一種水處理技術,海水淡化主要區分為民生使用、工業使用、特殊機能性飲用水等。由深層海水淨化,除了能取得具有小分子水團特性,富含礦物質的飲用水外,並能同時獲得天然海洋結晶鹽及微量元素濃縮液。

近年因食品安全問題，營養學界開始注重來自天然海水結晶鹽及微量元素礦物質的保健效力，並大規模運用在許多的保健食品、減肥食品甚至是化妝品上。

取自海洋的微量元素濃縮液與鹽滷的成分很相似，但是較鹽滷更為純淨無雜質。鹽滷主要成分是氯化鎂、氯化鈣等以及70種以上的離子化礦物質，與人體血液中95%所需的微量元素相似。根據日本官方的調查，鹽滷是現代養生醫學最常用的原料。鹽滷具有降低血壓、降低血糖、防止便秘、預防骨質疏鬆等效力。另外可用來添加於食品製作、製藥原料、增加肥料功效，也可運於水產養殖，或用於調製需要具備海水條件的水產品上。

第54章　海洋藥物資源

中國古代傳承下來的海中藥物

海洋藥物資源即是取自海洋可以做為藥物的材料，中國古代傳承下來的藥物學權威《本草綱目》，記載著數量頗為豐富的海洋性生藥，主要來自植物和動物兩大類，以及少數的礦物。植物性方面例如海人草、石蓴等；動物性方面有魚類、海馬、海參、鮑魚等；礦物性方面則包括石燕、石蟹等。海洋中可應用的藥物資源範圍廣泛，包括微菌類、藻類、無脊椎動物和脊椎動物、礦石和礦物質等。

《本草綱目》詳載入藥者有草、菜、鱗及介部，對漁產品食療效果。草及菜指的是海藻類，鱗部指的是魚類，介部包含貝介、節肢與軟體動物等，各種藥材依其性質不同，各有相異的醫療用途。

在中藥店常見的海洋生藥材，種類比較特別的有驅除蛔蟲的海人草；據稱有滋補強壯者為鮑魚、海參及海馬；俗稱龍涎香者，事實上是抹香鯨所排出的腸擬結物，因浮於水面，漁民偶然發現使用，中藥用於鎮咳化鬱，功用等同麝香。漁產品具中藥價值者不在少數，值得探究應用。

魚類身體有許多部位皆有入藥及養生的利用價值，適用於不同症狀，不過一切需依醫師指示為宜，因為有些魚類如河豚等含有劇毒，食用時要非常謹慎小心。另外在開發利用之餘，需注意保育及對環境友善，避免採集保育類野生海洋生藥。

海藻酸鈉在現代科學上的應用

創傷醫療的照護性產品尤其以傷口清洗及保護傷口產品的需求最大。生物相容敷料及濕潤性傷口癒合產品是近幾年來，醫療材料紛紛投入開發的品項，其中又以具有生物相容性敷料之膠原蛋白、海藻酸鈉需求量最大。

工業上的製備海藻酸主要用褐藻類包括海帶、馬尾藻、泡葉藻、巨藻等，來製造海藻酸鹽。海藻酸鹽主要為存在於海帶、巨藻等褐藻中的一種天然多糖類物質，是藻體中的海藻酸與海水中的礦物質生成的天然產物，海藻酸是由甘露糖醛酸和古洛糖醛酸所組成的混聚多醣體。應用廣泛的海藻酸鹽產品主要有海藻酸鈉、海藻酸鉀、海藻酸鈣、海藻酸銨等。

海藻酸鈉 (sodium alginate) 是由褐藻類其中多以海帶細胞壁萃取的天然多醣體的碳水化合物的膠質體，分子式為 $(C6H7NaO6)x$，含水時與鈣離子Ca^{2+}會交聯反應呈膠質狀，是一種水溶性的海藻酸鹽類。

創傷敷料可分為天然高分子創傷被覆材與合成高分子創傷被覆材，天然高分子創傷被覆材為應用天然材料所具有之生物活性，包括止血、抗沾黏、抗菌等功能所製成的被覆材料。

海藻酸鈉是應用最廣泛的水溶性海藻酸鹽類，由於海藻酸鈉遇到鈣離子 Ca^{2+} 可迅速發生離子交換，生成凝膠。低黏度、中黏度和高黏度的海藻酸鈉可以從純度的含量，製成不同等及的產品，可分為工業用，食品用及醫療用三個級別。不同品質的海藻酸鈉對形成的膠珠結構影響很大。

食品界常見，海藻酸丙二醇酯，又名藻酸丙二醇(PGA)，是一種由天然海藻中提煉的海藻酸加工製品，外觀呈白色或淡黃色的粉末，水溶液呈粘稠狀膠體。和海藻酸鹽相比，具有更強的耐酸及耐鹽能力，是一種優良的天然食品添加劑，可作為增稠劑、乳化劑及穩定劑使用。使用藻酸丙二醇酯的良好發泡和乳化性能，可應用於酸乳製品、調味飲料及啤酒泡沫當穩定劑使用。海藻酸鈉添加於食品中以提高濃稠度與乳化效果，例如辣椒醬、沙拉醬、布丁、果醬、番茄醬及罐頭裝製品的增稠劑，以提高食品的穩定性質，減少液體滲出。

紡織業以海藻酸纖維採用天然海藻提取物紡絲加工，產品具有良好的生物相容性，經纖維的機能性加工，賦予優良的阻燃、電磁波遮罩等功能。可作為紗布、敷料醫療中已被廣泛的應用。

醫療製藥產業以海藻酸當為輔料，藉由其黏稠性使它成為極安定的片劑的填充劑；由於海藻酸鹽遇水會膨脹，也有被當成釋放劑，可將片劑主成分均勻分散，作為分散劑將有效成分在液體中成為懸濁液。海藻酸鹽也有被設計為藥物緩釋劑，牙科用它來替代石膏或橡膠以製作牙模。

海藻酸鹽本身可以作為金屬的吸收劑來治療重金屬中毒，海藻酸鈉用於生物工程時，應選擇醫療級的海藻酸鈉，國外已將海藻酸鈉和鈣鹽離子製作成創傷敷材，配合超細纖維，構成吸水性醫療瘡傷材料。

海藻酸鈉鹽與鈣鹽，能與傷口分泌物相互作用形成保濕的凝膠，本身具有優益的親和性，能幫助傷口凝血、吸除傷口過多之分泌物、保持傷口維持一定溼度繼而增進癒合效果。海藻酸敷材在傷口與體液接觸後，敷材之鈣離子會與體液中之鈉離子交換，使得海藻酸敷材由纖維狀變成水膠狀，這使得敷材使用在傷口上，可以吸收 20 倍自己體積的體液，也可當高吸收性材料將傷口之滲出物固定，可減少病患的包敷更換與移除，減少病患之不適感，並可以海藻酸纖維製作不織布創傷敷材。

海藻酸鈉是廣泛的自然材料，可利用多醣體與凝膠產品的特性，用於製作成各種食品添加劑、醫療用材料、創傷敷材、廢水處理劑、保鮮劑等。

第 55 章　衛生署許可之藻類天然色素

　　衛生署許可之藻類天然色素是為天然無毒且具有藻類色素養分的優質色素。

＊綠藻色素 Chlorella Colors 由綠藻取得
　　主成分：葉綠素 (Chlorophyll)。
＊紫菜色素 Laver Colors 由紫菜 (Porphyra tenera KJELLM.)取得
　　主成分：藻紅素 (Phycoerythrin)
＊藍藻色素 Spirulina Colors 由藍藻 (Spirulina)取得
　　主成分：藻藍素 (Phycocyanin)

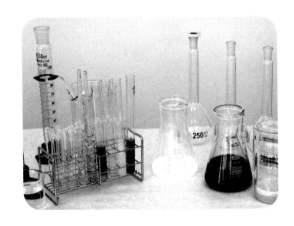

第56章　海藻與藥物的合併用法

單純的微藻類包括藍、綠藻、束絲藻以及褐藻醣膠等是食品並非藥品，若是生病正在服用西藥時亦可食用，不需特別忌口，建議可以與藥物間隔 30 分鐘使用。

孕婦最缺乏的就是葉酸、鈣、鐵、維生素 A、維生素 B 群等營養，藻類的營養素能夠補充孕婦所缺乏的營養。

微藻及褐藻醣膠是天然食品並非藥品，不會產生任何的副作用，可以放心食用。但是如果要利用褐藻醣膠來預防疾病或治療時，就必須服用來自褐藻的萃取物褐藻醣膠，因為如果每天持續吃上數公斤的褐藻，不僅對健康沒幫助，反而會造成攝取過多的鹽分、碘、鉀等礦物質，並造成營養失調。服用微藻類多為食用其大部分的全藻，而褐藻醣膠是經由褐藻萃取的精華保健產物。要吃一個時段才能改善體質，視身體狀況而稍有差異，因為人體的生理週期為 3 個月，所以建議持續食用三個月，才能感覺到其效果。

預防高血壓、高血脂、高血糖的三高文明病以及抗癌是現代人最關心的問題，近年來利用保健食物直接或間接抑制及去除病因和病症，受到人們的強烈關注，在日常飲食中也會選擇有益健康的食物。來自浩瀚大海的恩賜，善用海中天然資源就能享受到健康長壽，青春永駐的快樂生活。

熱愛生命・善待地球

康健指南 01
來自海洋的健康寶典

作　　者	張慧敏
主任編輯	Serena
編　　輯	蔡欣容
美術總監	馬慧琪
美術編輯	李育如
業務副總	林啟瑞

出 版 者	上優文化事業有限公司
地　　址	新北市新莊區化成路 293 巷 32 號
電　　話	（02）8521-3848
傳　　真	（02）8521-6206
E-mail	8521book@gmail.com （若有任何疑問，請聯絡此信箱洽詢）

總 經 銷	紅螞蟻圖書有限公司
地　　址	台北市內湖區舊宗路二段 121 巷 19 號
電　　話	（02）2795-3656
傳　　真	（02）2795-4100

網路書店	www.books.com.tw 博客來網路書店
出版日期	2016 年 7 月
版　　次	一版一刷
定　　價	300 元

國家圖書館出版品預行編目（CIP）資料

來自海洋的健康寶典
張慧敏著. -- 一版
新北市：上優文化，2016.07
256 面；17x23 公分
ISBN 978-986-6479-78-6(平裝)

1.健康食品　　2.食療

411.373　　　　　　　　　　　105005039